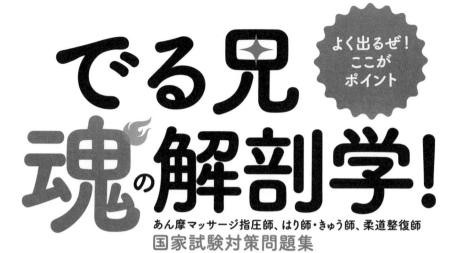

よく出るぜ！
ここが
ポイント

でる兄 魂の解剖学！

あん摩マッサージ指圧師、はり師・きゅう師、柔道整復師
国家試験対策問題集

原田晃

お茶の水はりきゅう専門学校 副校長

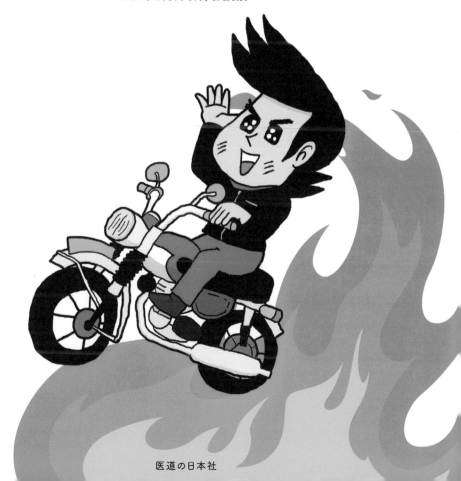

医道の日本社

はじめに

　やあ、みんな！　元気にやってるかい？

　オレはこの本を書いた「でる兄（にい）」だ！　よろしく頼むぜ！　みんなが解剖学が苦手で、どうやって勉強したらいいかわからないって聞いたんだけど本当かい⁉　確かに解剖学は覚えることがいっぱいあり過ぎて嫌んなっちゃうよな⁉　俺も学生時代は苦労したからみんなの気持ちはよくわかるぜ！　特に鍼灸師を目指してるみんなは、経絡経穴概論にも解剖学の知識がないと解答できない問題が国家試験にたくさん出題されていて大変だよな。でも安心してくれ！　この本には、主に鍼灸師、あん摩マッサージ指圧師、柔道整復師の国家試験に出題される確率の高いポイントを教科書の項目ごとに抽出して、虫食い式、あるいはチャート形式の問題にしてビシッとまとめてあるんだ！　しかも、特に文章だけではイメージが湧きづらい項目は、オレが丹精込めて描いた渾身のイラストで確認しながら問題を解けるように工夫もしてあるんだ！　だからみんなには、この本についている赤いシートで答えを隠しながら問題を解いて、それを何度も何度も繰り返して覚えていってほしいんだ！……ん？　何度も何度も繰り返すのがしんどいだって⁉　その気持ちはとってもわかるけど、残念ながら勉強に王道はないんだ……。オレだって学生時代、何度もベソをかきながら勉強したもんだよ。だからみんなも将来の夢のために頑張ろうぜ！

　最後に、この本を手に取ってくれたみんな、この本を書く機会を与えてくれた医道の日本社様、そして本の構成・制作にあたり尽力して下さったたくさんの方々に心から感謝するぜ！

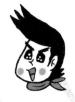

お茶の水はりきゅう専門学校　副校長

原田　晃

登場キャラクターの紹介

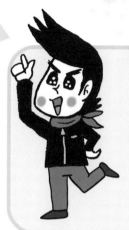

でる兄

医療系国家資格を持つ熱い心を持った男、いや漢。時代錯誤な髪形、首に棚引く赤いスカーフ、ライダースの革ジャンにGパンという、どこか昭和の香りを漂わせる。本文中に登場し「**よく出るぜ**」の決め台詞とともに国家試験に頻発するポイントを教えてくれる。また、イラストのページにもたびたび登場し、熱い言葉でいろいろとアドバイスをしてくれる。

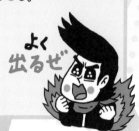

よく
出るぜ

きよし

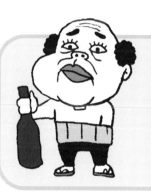

下町で鍼灸接骨院を営むオヤジ。こう見えて実は38歳。もともとはピュアな性格だったが、一度国家試験に落ちた経験があり、それから非常に疑い深い性格になってしまった。そのため、イラストのページでみんなが国家試験の「ひっかけ問題」に騙されないようにアドバイスをくれる。口は悪いが根は優しい。手に持っている一升瓶はお酒ではなく、実は消毒用のアルコール。

かずよ

きよしの妻。噂話やゴシップが大好き。「ちょっと買い物に行ってくる……」と言い残し3、4時間帰ってこないのはザラ。イラストのページに登場し、どこかから仕入れた情報を「ここだけの話」という感じで全国のみんなに発信してくれる。かずよの情報には「〜らしい」とか「かもしれない」などが語尾につくことが多く、少々心許ないが、実はキチンと裏取りされていたりする。趣味は岩盤浴とバス旅行。

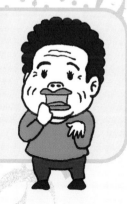

もくじ

第 **1** 章
人体の構成

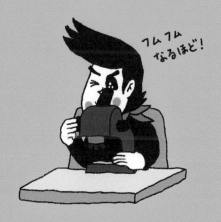

フムフム
なるほど！

DERUNII
TAMASHII NO
KAIBOUGAKU!

1. 細胞

(1) 細胞の構造

問題001：以下の空欄に言葉を入れて文章を完成させよ（図1-1）。

- 細胞は（細胞膜）によって囲まれ、その内側には（細胞質）がある。
- 細胞質には様々な（細胞小器官）と遺伝情報を含む（核）がある。
- 細胞膜は基本的に（リン脂質の二重層）で構成され、その間に（タンパク質）粒子が分布する。

問題002：細胞小器官に関して、以下の表を完成させよ（図1-1）。

細胞小器官		主な働き
小胞体	（滑面小胞体）	存在する細胞によって異なる。
	（粗面小胞体）	表面に（リボソーム）が付着し、（タンパク質）の合成を行う。
（ゴルジ装置）		粗面小胞体で合成されたタンパク質に（糖鎖）を付けたり、（濃縮）したりし、細胞外に排出する。
（中心（小）体）		1対あり、（細胞分裂）に際して重要な働きをする。
（ミトコンドリア）		エネルギー分子である（アデノシン三リン酸（ATP））を合成・供給する。
（リソソーム）		（ゴルジ装置）でつくられる。様々な（加水分解酵素）を含み、不要物を分解処理する。

問題003：以下の空欄に言葉を入れて文章を完成させよ（図1-1）。

- 核は（核膜）に包まれる。核膜の表面には無数の（核膜孔）という穴が開いている。
- 核内には（染色質）が分散し、1〜数個の（核小体）が存在する。
- 染色質は（DNA）がタンパク質と結合したものであり、細胞分裂の際に（染色体）になる。
- ヒトの染色体は23対、（46）本である。このうち22対、44本は（常染色体）で、残りの1対、2本は（性染色体）である。

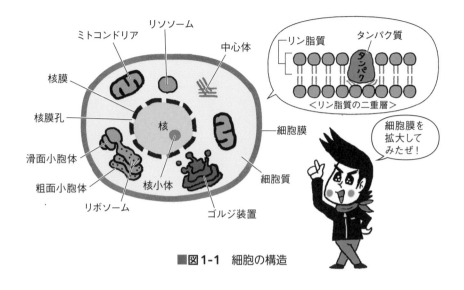

■図1-1　細胞の構造

- 女性の性染色体は（X染色体）が2本で構成され、男性の性染色体はX染色体と（Y染色体）の異なる染色体で構成される。

問題004：染色体異常に関して、以下の表を完成させよ。

ダウン症候群	(21) 番目の染色体が3本ある（トリソミー）。
ターナー症候群	（X染色体）が1本しかない（モノソミー）。
クラインフェルター症候群	(2) 本以上のX染色体と、Y染色体を1本持つ。

問題005：以下の空欄に言葉を入れて文章を完成させよ。

- 核酸（DNA、RNA）は、ヌクレオチド（リン酸、糖、（塩基））から構成される化合物である。
- DNAの塩基は（アデニン）と（チミン）、（グアニン）と（シトシン）である。
- RNAの塩基はDNAと同様、4種の塩基が含まれるが、DNAと異なりチミンの代わりに（ウラシル）が使われる。
- DNAには約3万個の（遺伝子）が含まれている。
- 生物種にとって必要な遺伝子の1セットのことを（ゲノム）という。

問題006：RNAに関して、以下の表を完成させよ。

mRNA（メッセンジャーRNA）	核外に（遺伝情報を伝える）。
tRNA（トランスファーRNA）	アミノ酸をリボソームに（運搬）する。
rRNA（リボソームRNA）	（リボソーム）の構成成分。

（2）細胞分裂

問題007：細胞分裂に関して、以下の表を完成させよ。

常に増殖を繰り返す細胞	（小腸上皮や表皮の細胞、骨髄の細胞）など
平常は増殖しないが、必要に応じて増殖する細胞	（肝細胞、平滑筋細胞）など
増殖しない細胞	（神経細胞、腎糸球体の足細胞、心筋細胞）など

問題008：細胞周期に関して、以下の表を完成させよ（図1-2）。

細胞周期	（間期）（細胞分裂をしていない期間）	（G₁期）	細胞が成長する時期
		（S期）	DNAの複製が行われる時期
		（G₂期）	細胞小器官、細胞質成分が作成される時期
	細胞分裂をしている期間	（M期）	前期	
			（中期）	染色体が（赤道面）に配列する。
			（後期）	各々の染色体から分かれた2個の娘染色体が（両極に移動）する。
			終期	

問題009：以下の空欄に言葉を入れて文章を完成させよ。

- （減数分裂）は生殖細胞を生み出す際に行われる。
- 減数分裂では、2回の連続した核分裂によりDNA量も染色体数も（半減）する。

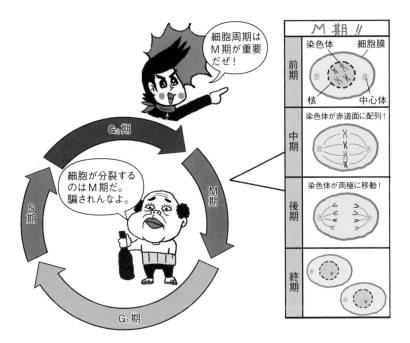

■図1-2　細胞周期

2. 組織

問題010：以下の空欄に言葉を入れて文章を完成させよ。

- 形態・機能が同じ細胞が一定のパターンで集合した構造の単位を（組織）という。組織には、（上皮組織）、（支持組織）、（筋組織）、（神経組織）がある。

（1）上皮組織

1）上皮組織の分類

問題011：上皮組織の分類に関して、以下の表を完成させよ（図1-3）。

上皮の分類		存在する場所
扁平	単層扁平上皮 たんそうへんぺいじょうひ	（血管内皮、リンパ管内皮、肺胞、腹膜）など
	重層扁平上皮 じゅうそうへんぺいじょうひ	（表皮、口腔、咽頭、食道、直腸下部、肛門上皮）など
立方	単層立方上皮 たんそうりっぽうじょうひ	（腎尿細管、甲状腺濾胞）など
円柱	単層円柱上皮 たんそうえんちゅうじょうひ	（胃上皮、腸上皮）など
	重層円柱上皮 じゅうそうえんちゅうじょうひ	（尿道の一部、結膜）など
多列線毛上皮 たれつせんもうじょうひ		（鼻腔、気管、卵管）など
移行上皮 いこうじょうひ		（腎盂、膀胱、尿管）など

2）細胞間結合装置

問題012：細胞間結合装置に関して、以下の表を完成させよ。

（タイト結合）（密着帯）	細胞膜がタンパク質分子で繋ぎ、物質の透過を阻止する。 （血液脳関門）の形成に関与する。 <small>けつえきのうかんもん</small>
接着帯	タイト結合の下にあり、細胞を帯状に取り囲む。
デスモソーム（接着斑）	重層扁平上皮の細胞間で発達する。
（ギャップ結合）（細隙結合） <small>さいげき</small>	低分子の物質を透過させ、細胞間の（情報交換）に関わる。

単層扁平上皮
血管内皮、リンパ管内皮、
肺胞、腹膜

単層立方上皮
腎尿細管、甲状腺濾胞

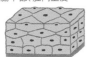

重層扁平上皮
表皮、口腔、咽頭、食道、
直腸下部、肛門上皮

単層円柱上皮
胃上皮、腸上皮

重層円柱上皮
尿道の一部、結膜

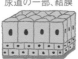

多列線毛上皮
鼻腔、気管、卵管

移行上皮
腎盂、膀胱、尿管

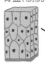

（伸展時）

移行上皮は、膀胱、尿管にあるから
「トイレに**行こう**(移行)」って
覚えるといいよ！

■図1-3 上皮組織の分類

3）腺上皮

問題013：以下の空欄に言葉を入れて文章を完成させよ。

・分泌物をつくり、それを分泌する上皮細胞を（腺細胞）という。腺細胞が集まり（腺上皮）が形成される。

問題014：以下の空欄に言葉を入れて文章を完成させよ。

・開口分泌とは、分泌小胞が細胞膜に癒合し、分泌小胞内の分泌物が放出されるものである。
（小汗腺（エクリン汗腺））などでみられる。

・アポクリン分泌とは、分泌物が細胞質の一部とともに放出されるもので、（大汗腺（アポクリン汗腺））、耳道腺、肛門周囲腺などでみられる。分泌物は（タンパク質）などを含むため特有の臭いを発する。

・ホロクリン分泌とは、腺細胞そのものが変性し、腺細胞全体が分泌物となり放出されるもので、（脂腺）などでみられる。

（2）支持組織（広義の結合組織）

問題015：以下の空欄に言葉を入れて文章を完成させよ。

- 支持組織は、大量の（細胞間基質）に富み、（器官・組織・細胞）の隙間を埋め、身体を支持する。（中胚葉）から発生する。

問題016：支持組織（広義の結合組織）に関して、以下の表を完成させよ。

＜支持組織の構成＞

（線維性結合組織（狭義の結合組織））
（軟骨組織）
（骨組織）
（血液とリンパ）

1）線維性結合組織（狭義の結合組織）

問題017：以下の空欄に言葉を入れて文章を完成させよ。

- 線維性結合組織は、（線維）、基質、（細胞）で構成される。
- 線維性結合組織は線維の配列や密度の違いにより、（密性結合組織）と（疎性結合組織）に分類される。

問題018：線維性結合組織（狭義の結合組織）に関して、以下の表を完成さ
せよ（図1-4）。

＜線維性結合組織の構成＞

線維	（膠原線維） こうげん	主成分は（コラーゲンタンパク）
	（細網線維） さいもう	（細網内皮系）を形成する器官に存在。 さいもうないひけい
	（弾性線維） だんせい	主成分はエラスチン。大動脈壁や黄色靱帯、弾性軟骨に 多く含まれる。
基質	糖タンパク、プロテオグリカンなど	
細胞	（線維（芽）細胞） が	（膠原線維）をつくる。
	（大食細胞） たいしょく	細胞質に大量の（リソソーム）を含み、異物を処理する。 マクロファージとも呼ばれる。
	（肥満細胞）	（ヒスタミン）を含む顆粒を大量に抱え込んでいる。
	（形質細胞） けいしつ	（Bリンパ球）から分化した細胞。
	（脂肪細胞）	細胞質に大量の（中性脂肪）を含み、皮下脂肪を形成する。

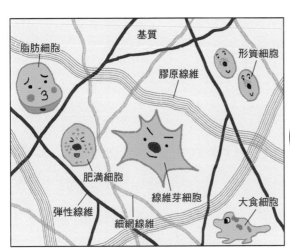

■**図1-4　線維性結合組織の構成**

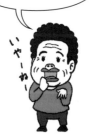

ちょっと奥さん！
線維性結合組織の
各細胞の働きについて
国試に出るらしいわよ！

2）軟骨組織

問題019：軟骨組織に関して、以下の表を完成させよ。

（硝子軟骨）	半透明でガラス状の軟骨	（肋軟骨、気管軟骨、関節軟骨）
（弾性軟骨）	弾力性に富む軟骨	（耳介軟骨、外耳道軟骨、喉頭蓋軟骨、鼻軟骨）
（線維軟骨）	多量の膠原線維を含む強靱な軟骨	（椎間円板、恥骨結合、関節半月）

3）骨組織

問題020：骨組織の構成成分に関して、以下の表を完成させよ。

骨基質		膠原線維、（アパタイト）からなる。
細胞成分	（骨芽細胞）	骨を（形成）する細胞。
	（骨細胞）	骨において90％を占める。骨芽細胞由来の細胞。
	（破骨細胞）	骨再構築の課程で（骨破壊）を担う単球由来の細胞。

問題021：骨組織の構造に関して、以下の表を完成させよ（図1-5）。

（海綿質）	骨の内部に存在するスポンジ（海綿）のような構造の層。
（緻密質）	骨の外側の骨組織だけで構成される層。（ハバース層板）に囲まれる（ハバース管）が縦方向、（フォルクマン管）が横方向に貫き、血管を通す。
（骨膜）	血管や神経が豊富に分布する。骨膜と骨表面は（シャーピー線維）によって強固に結合する。（関節面）では欠ける。

問題022：以下の空欄に言葉を入れて文章を完成させよ（図1-6）。

- 骨の発生には（軟骨内骨化）と（膜内骨化）という2つの様式がある。

- 軟骨内骨化では、まず軟骨がつくられ、それが骨に置き換わる。（大半の骨）はこの様式でつくられ、この様式でつくられる骨を（置換骨）と呼ぶ。

- 膜内骨化では、結合組織が直接骨になる。頭蓋冠（前頭骨・頭頂骨・側頭骨・後頭骨）、（上顎骨）、（下顎骨）、（鎖骨）がこの様式でつくられ、この様式でつくられる骨を（付加骨）と呼ぶ。

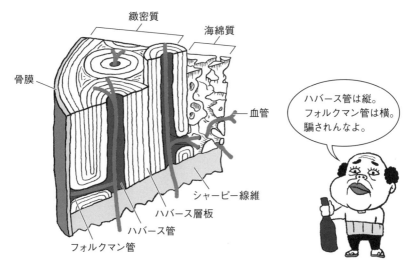

■図1-5　骨組織の構造

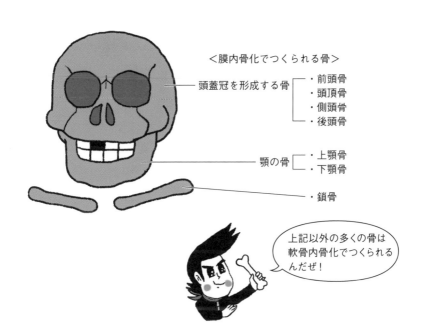

■図1-6　軟骨内骨化と膜内骨化

4）血液とリンパ

問題023：血液の構成に関して、以下の表を完成させよ。

基質	（血漿^{けっしょう}）	血液の55%を占める液体成分。（血漿タンパク）を含む。	
細胞成分	（赤血球）	（無核）で、内部に（ヘモグロビン）を含む。	
	（白血球）	（好酸球）	寄生虫疾患の際に増加する。
		（好中球）	白血球の中で（もっとも数が多く）、（食作用）を持つ。
		（好塩基球）	様々な炎症反応に関与する。
		（リンパ球）	B細胞やT細胞など様々な種類があり、（抗体）産生や感染細胞の破壊などを行う。
		（単球）	旺盛な（食作用）を持ち、血管外に出て（大食細胞（マクロファージ））として働く。
	（血小板）	（無核）で、（止血作用）に関与する。	

（3）筋組織

問題024：筋の分類と特徴に関して、以下の表を完成させよ。

（横紋筋^{おうもんきん}）	（骨格筋）	・（筋細胞（筋線維））からなる。 ・筋細胞は数cmにも及ぶ巨大な（多核細胞）で、多数の（筋原線維）が充満している。 ・筋原線維は（アクチン）と（ミオシン）というフィラメントから構成される。 ・体性運動神経の支配を受ける（随意筋）である。 ・（白筋）と（赤筋）に分けられる。
	（心筋）	・心筋細胞どうしは（ギャップ結合）によって繋がれる。 ・（固有心筋）と（特殊心筋）に分けられる。 ・自律神経の支配を受ける（不随意筋）である。
（平滑筋^{へいかつきん}）		・（紡錘形^{ぼうすいけい}）を呈する。 ・自律神経の支配を受ける（不随意筋）である。

（4）神経組織

問題025：以下の空欄に言葉を入れて文章を完成させよ。

- 神経組織は（神経細胞（ニューロン））と（神経膠細胞（グリア細胞））からなる。
- 神経細胞は細胞体と突起からなる。突起には（樹状突起）と（軸索）がある。

問題026：神経膠細胞（グリア細胞）に関して、以下の表を完成させよ。

末梢神経系のグリア細胞	（シュワン細胞）	軸索に巻き付き、（髄鞘）を形成する。
中枢神経系のグリア細胞	（希突起膠細胞）	軸索に巻き付き、（髄鞘）を形成する。
	（星状膠細胞）	（血液脳関門）に関わる。
	（小膠細胞）	単核食細胞系のグリア細胞。
	（上衣細胞）	（脳室）や（脊髄中心管）を覆う。

3. 体表構造（皮膚）

(1) 皮膚の構造

1) 表皮

問題027：以下の空欄に言葉を入れて文章を完成させよ（図1-7）。

- 表皮の厚さは約（0.1）㎜で、（外胚葉）から発生した（重層扁平上皮）でできている。
- 表皮には（ケラチン産生細胞）や、（メラニン産生細胞（メラノサイト））などがある。
- 表皮には（毛細血管）が分布しない。
- 表皮は内側から（基底層）・（有棘層）・顆粒層・淡明層・（角質層）から構成される。
- 有棘層は基底層の（基底細胞）の分裂によって送り出された細胞が積み重なりできている。
- 基底層と有棘層をまとめて（胚芽層）と呼ぶ。
- 角質層は（手掌）・（足底）・膝・肘などで厚くなる。

2) 真皮

問題028：以下の空欄に言葉を入れて文章を完成させよ（図1-7）。

- 真皮は（中胚葉）から発生し、強靭な（結合組織（膠原線維））からなる、厚さ約（1.9）㎜の層である。
- 表皮との境に（乳頭）が突き出しており、ここに（毛細血管）や（感覚神経の終末）が入り込む。

3) 皮下組織

問題029：以下の空欄に言葉を入れて文章を完成させよ（図1-7）。

- 皮下組織は（疎性結合組織）からなり、多くの（脂肪細胞）が集合し皮下脂肪層をつくる。

（2）皮膚の神経と血管

問題030：皮膚の感覚神経の終末に関して、以下の表を完成させよ（図1-7）。

表皮	（自由神経終末）	痛覚、温覚、冷覚の受容器
	（メルケル小体（盤））	触覚などの受容器
真皮	（マイスネル小体）	触覚などの受容器
	（ルフィニ小体）	触覚などの受容器
	（クラウゼ小体）	触覚などの受容器
皮下組織	（パチニ小体）	触覚、振動覚などの受容器

（3）毛

問題031：以下の空欄に言葉を入れて文章を完成させよ（図1-7）。

- 毛は（表皮）が角化してできたものであり、（角質）に富んでいる。
- 毛の皮膚から外部に出ている部を（毛幹）、皮膚の内部に埋まる部を（毛根）、毛根の下端部は（毛球）と呼ばれる。また、毛根は（毛包）に包まれている。
- （立毛筋）は（平滑筋）であり、（交感神経）の支配を受ける。

（4）爪

問題032：以下の空欄に言葉を入れて文章を完成させよ（図1-8）。

- 爪は（表皮の角質層）が変形してできたものである。
- 外部に露出した部を（爪体）、皮膚に埋まる部を（爪根）、爪体と接触する皮膚面を（爪床）と呼ぶ。
- 爪は表皮の一部である（爪母基）でつくられる。
- 爪には（神経）や血管の分布はない。

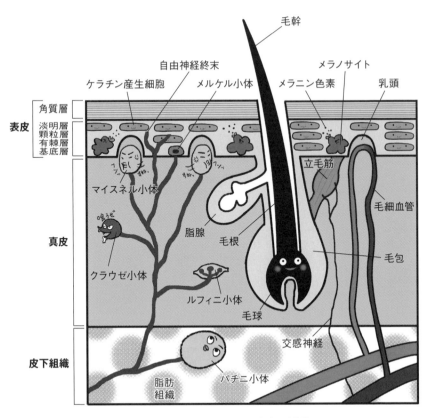

■図1-7 皮膚の構造

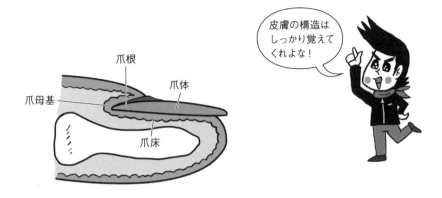

皮膚の構造は
しっかり覚えて
くれよな！

■図1-8 爪の構造

（5）皮膚腺

1）汗腺

問題033：汗腺に関して、以下の表を完成させよ。

（エクリン汗腺） （小汗腺）	・全身の皮膚、特に（手掌）、（足底）などに多く分布する。 ・（体温調節）に関わる。 ・（交感神経（コリン作動性ニューロン））の支配を受ける。
（アポクリン汗腺） （大汗腺）	・（腋窩）、乳輪、陰嚢、（肛門周囲）などに分布する。 ・睫毛腺や耳道腺もアポクリン汗腺の一種である。 ・導管は（毛包）に開口する。 ・分泌は性ホルモンの影響を受ける。

2）脂腺

問題034：以下の空欄に言葉を入れて文章を完成させよ。

・脂腺は（毛包）に付属する。

・脂腺は（手掌）や（足底）には存在しない。

3）乳腺

問題035：以下の空欄に言葉を入れて文章を完成させよ。

・乳腺は（皮膚腺）の一種である。

・乳腺の分泌物（乳汁）には多量の（脂肪）と少量のカゼインという（タンパク質）が含まれる。

・乳汁の放出には下垂体後葉からの（オキシトシン）が関わる。

4. 人体の区分

（1）人体の区分

問題036：人体の区分に関して、以下の表を完成させよ（図1-9）。

頭と顔の境界	（鼻根_{びこん}）－（眉）－（外耳孔）
頭部と頚部の境界	前：（外耳孔）－（下顎後縁・下縁）－（オトガイ） 後：（外後頭隆起）－（上項線_{じょうこうせん}）－（乳様突起下端）
頚部と胸部の境界	前：（頚切痕_{けいせっこん}）－（鎖骨上縁）－（肩峰） 後：（C7棘突起）－（肩峰）
上肢と体幹の境界	（三角筋胸筋溝）－（腋窩の頂点）－（三角筋後縁）
胸部と腹部の境界	（剣状突起）－（肋骨弓）－（T12棘突起）
下肢と体幹の境界	（鼠径溝_{そけいこう}）－（上前腸骨棘）－（腸骨稜）－（尾骨）－（殿裂_{でんれつ}）－ （陰部大腿溝）

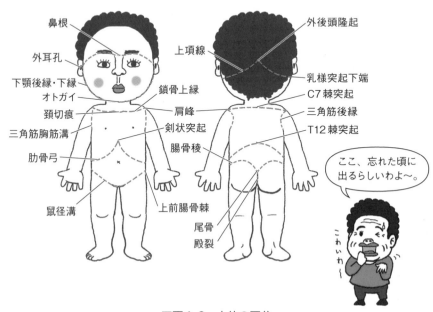

■図1-9　人体の区分

18

（2）人体の切断面

問題037：以下の空欄に言葉を入れて文章を完成させよ（図1-10）。

- （前頭面）とは、矢状面に垂直交叉する面で、人体を前後に分かつ面で（前額面）ともいう。
- （矢状面）とは、身体を正面から矢で射ぬく方向で分かつ面である。また、矢状面のうち正中線で身体を左右に分かつ面を（正中面）という。
- （水平面）とは、身体を地面と平行に輪切りにし、上下に分かつ面である。

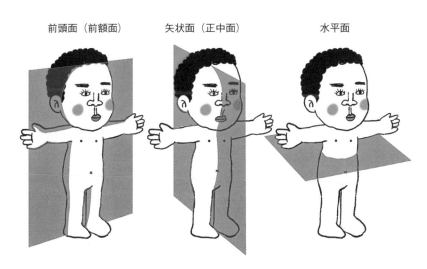

前頭面（前額面）　　　　矢状面（正中面）　　　　水平面

■図1-10　人体の切断面

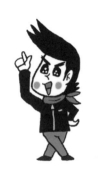

第 2 章
循環器系

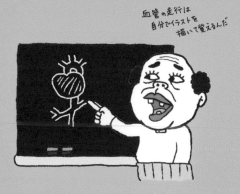

血管の走行は
自分でイラストを
描いて覚えるんだ

1. 血管系

(1) 体循環と肺循環

問題001：以下の空欄に言葉を入れて文章を完成させよ。

- 心臓の左心室から拍出された動脈血は全身を巡り、再び静脈血として心臓の右心房に戻って来る。この経路を（体循環（大循環））という。
- 心臓の右心室から拍出された静脈血は肺に入り、再び動脈血として心臓の左心房に戻って来る。この経路を（肺循環（小循環））という。
- 肺静脈には（動脈血）、肺動脈には（静脈血）が流れる。
- 肺循環の肺動脈は肺の栄養血管ではなく（機能血管）である。

(2) 血管の構造

問題002：以下の空欄に言葉を入れて文章を完成させよ。

- 血管の壁は（内膜）・（中膜）・（外膜）の3層構造である。

問題003：血管の構造に関して、以下の表を完成させよ。

内膜	（単層扁平上皮）で構成される。
中膜	（平滑筋）や（弾性線維）で構成される。
外膜	（線維性結合組織）で構成される。

(3) 吻合

問題004：以下の空欄に言葉を入れて文章を完成させよ。

- 血管どうしが互いに連絡することを（吻合）という。
- 吻合によって代償関係がある循環路を（側副循環路）と呼ぶ。
- 動脈のうち、毛細血管に至るまでに他の動脈と吻合を全く持たないものを（終動脈）という。

(4) 門脈

問題005：以下の空欄に言葉を入れて文章を完成させよ。

・2つの毛細血管網に挟まれた静脈を（門脈）という。

2. 心臓

（1）心臓の位置

問題006：以下の空欄に言葉を入れて文章を完成させよ。

- 心臓の上部を（心底）、下部を（心尖）という。
- 心臓は（縦隔）の中部に位置する。
- 心尖部は（第5肋間）の高さに位置する。

（2）心臓壁と心膜

問題007：以下の空欄に言葉を入れて文章を完成させよ（図2-1）。

- 心臓壁は内側から（心内膜）、（心筋層）、（心外膜）からなる。
- 心臓は袋状の（漿膜性心膜）で包まれている。この漿膜性心膜のうち、心臓表面を覆うのを（臓側板（心外膜））、縦隔側のものを（壁側板）という。
- 臓側板と壁側板の間の空所を（心膜腔）といい、少量の（漿液性）の（心膜液）で満たされ、心拍動による摩擦を軽減する。
- 漿膜性心膜の表面は（線維性心膜）によって覆われている。
- 漿膜性心膜（壁側板）と線維性心膜を合わせて（心嚢）という。

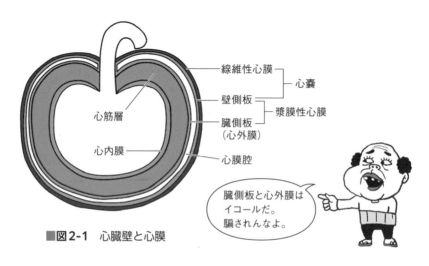

■**図2-1 心臓壁と心膜**

24

（3）心房と心室

問題008：以下の空欄に言葉を入れて文章を完成させよ（図2-2）。

- 心臓の上後方部を（心房）、下前方部を（心室）という。
- （左心室）の心筋壁は右心室よりも厚く発達する。
- 心室内壁面には、網状に隆起した筋線維束の（肉柱）が存在する。
- 心房は（心房中隔）、心室は（心室中隔）によってそれぞれ左右に分けられる。
- 心臓を表面から見ると、心房と心室の境界には（冠状溝）、左右の心室間には（前室間溝）と（後室間溝）がみられる。また、左右の心房の前端には（心耳）がある。

問題009：心臓に出入りする血管に関して、以下の表を完成させよ（図2-2）。

右心房	• （上大静脈）と（下大静脈）が注ぐ。 • （冠状静脈洞）が開口する。
右心室	• （肺動脈）が出る。
左心房	• 左右2対の（肺静脈）が注ぐ。
左心室	• （大動脈）が出る。

（4）心臓の弁膜

問題010：心臓の弁膜に関して、以下の表を完成させよ（図2-2）。

房室弁	左	（僧帽弁（二尖弁））	（左心房と左心室の間）にある。
	右	（三尖弁）	（右心房と右心室の間）にある。
動脈弁 （半月弁）	左	（大動脈弁）	（大動脈の基部）にある。
	右	（肺動脈弁）	（肺動脈の基部）にある。

問題011：以下の空欄に言葉を入れて文章を完成させよ（図2-2）。

- 房室弁の弁尖は（腱索）を介して（乳頭筋）に固定される。
- 心室の収縮に伴って乳頭筋も収縮するため、房室弁の弁尖が（心房方向に翻

らない）。

- 動脈弁は（3）枚の弁からなる。
- 心房と心室は線維束、すなわち（線維輪）と（線維三角）によって隔てられている。
- （線維輪）は房室弁と動脈弁の輪郭を取り囲む。
- （線維三角）には、刺激伝導系の（房室束（ヒス束））が貫く。

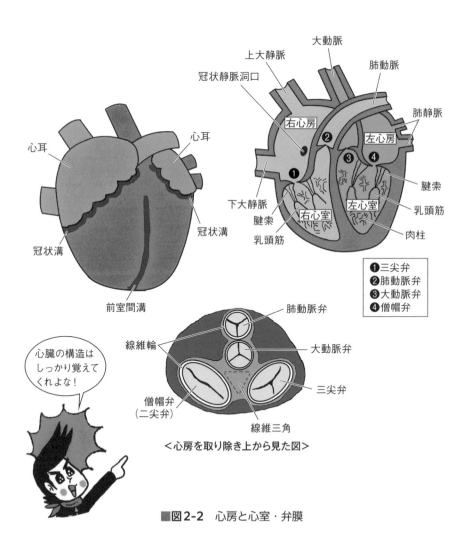

■図2-2　心房と心室・弁膜

(5) 刺激伝導系

問題012：以下の空欄に言葉を入れて文章を完成させよ（図2-3）。

- （刺激伝導系）は（特殊心筋線維）によって構成される。
- 刺激伝導系は、（洞房結節）、（房室結節）、（房室束（ヒス束））、（プルキンエ線維）の順に興奮を伝える。
- 洞房結節は（心房の収縮）を促し、（ペースメーカー（歩調取り））として機能する。
- 房室束（ヒス束）は途中で（右脚）と（左脚）に分かれる。

問題013：刺激伝導系に関して、以下の表を完成させよ（図2-3）。

刺激伝導系	位　置
（洞房結節）	（右心房の上大静脈開口部）
（房室結節）	（右心房の下壁）
（房室束（ヒス束））	（線維三角）を貫通
（プルキンエ線維）	心内膜下

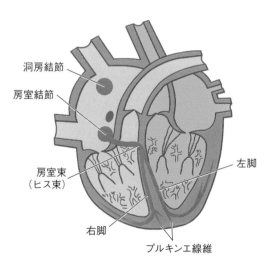

洞房結節
房室結節
房室束（ヒス束）
右脚
左脚
プルキンエ線維

■**図2-3** 刺激伝導系

(6) 心臓の血管

問題014：以下の空欄に言葉を入れて文章を完成させよ（図2-4）。

- （右冠状動脈）は、（上行大動脈基部の前面）から出て、心臓の後面で（後室間枝）になる。
- （左冠状動脈）は、（上行大動脈基部の左側）から出て、（前室間枝）と（回旋枝）に分かれる。
- 心臓を栄養した血液は（大心臓静脈）や（中心臓静脈）を通り（冠状静脈洞）に集められ、右心房の後面に注ぐ。

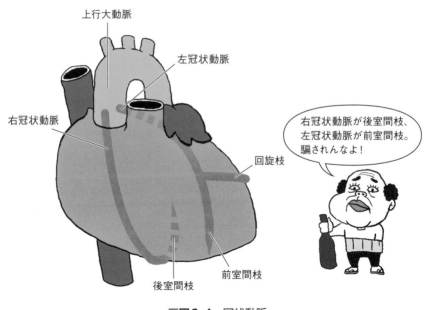

図2-4　冠状動脈

3. 動脈系

（1）体循環の動脈系

1）大動脈

問題015：以下の空欄に言葉を入れて文章を完成させよ。

- 大動脈は、（上行大動脈）、（大動脈弓）、（下行大動脈）に分けられる。
- 下行大動脈は横隔膜の（大動脈裂孔）を貫通し、これを境に、上方を（胸大動脈）、下方を（腹大動脈）と呼ぶ。

2）上行大動脈と大動脈弓の枝

問題016：以下の空欄に言葉を入れて文章を完成させよ（図2-5）。

- 上行大動脈は左右の（冠状動脈）を分枝する。
- 大動脈弓からは、（腕頭動脈）、（左総頚動脈）、（左鎖骨下動脈）が分枝する。
- 腕頭動脈からは、（右総頚動脈）、（右鎖骨下動脈）が分枝する。
- 鎖骨下動脈は、（椎骨動脈）、（内胸動脈）、（甲状頚動脈）、（肋頚動脈）を分枝する。
- 左右の椎骨動脈は合わさり（脳底動脈）となり、さらに分かれて（後大脳動脈）となる。
- 総頚動脈は、（甲状軟骨上縁）の高さで（外頚動脈）、（内頚動脈）に分枝する。
- 外頚動脈からは、（上甲状腺動脈）、（舌動脈）、（顔面動脈）、（後頭動脈）、（顎動脈）、（浅側頭動脈）が分枝する。
- 内頚動脈からは、（眼動脈）、（前大脳動脈）、（中大脳動脈）、（前交通動脈）、（後交通動脈）が分枝する。
- 中大脳動脈は（内包）に分布する。
- （大脳動脈輪（ウィリスの動脈輪））は、椎骨動脈と内頚動脈の吻合で、（内頚動脈）、（中大脳動脈）、（前・後大脳動脈）、（前・後交通動脈）で構成される。

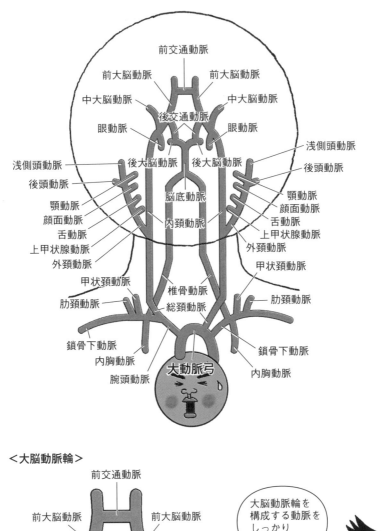

前交通動脈

前大脳動脈　　前大脳動脈

中大脳動脈　　　　　中大脳動脈

後交通動脈

眼動脈　　　　　　眼動脈

浅側頭動脈　　　　　後大脳動脈　後大脳動脈　　　　　浅側頭動脈

後頭動脈　　　　　　　　　　　　　　　　　　後頭動脈

脳底動脈

顎動脈　　　　　　　　　　　　　　　　　　　顎動脈

顔面動脈　　　　　　内頚動脈　　　　　　顔面動脈

舌動脈　　　　　　　　　　　　　　　　　　　舌動脈

上甲状腺動脈　　　　　　　　　　　　　　　　上甲状腺動脈

外頚動脈　　　　　　　　　　　　　　　　　　外頚動脈

甲状頚動脈　　　　　　　　　　　　　　　　　甲状頚動脈

椎骨動脈

肋頚動脈　　　　　　総頚動脈　　　　　　　　肋頚動脈

鎖骨下動脈　　　　　　　　　　　　　　　　　鎖骨下動脈

内胸動脈　　　　　　　　　　　　　　　　　　内胸動脈

腕頭動脈

大動脈弓

＜大脳動脈輪＞

前交通動脈

前大脳動脈　　　　　前大脳動脈

中大脳動脈　　後交通動脈　　中大脳動脈

内頚動脈　　　　　　内頚動脈

後大脳動脈　　　　　後大脳動脈

大脳動脈輪を
構成する動脈を
しっかり
覚えてくれ！

■図2-5　大動脈弓の枝

30

3）胸大動脈の枝

問題017：以下の空欄に言葉を入れて文章を完成させよ（図2-6）。

- 胸大動脈からは、壁側枝として有対の（肋間動脈）、（上横隔動脈）などが分枝し、臓側枝として無対の（食道動脈）、（気管支動脈）が分枝する。

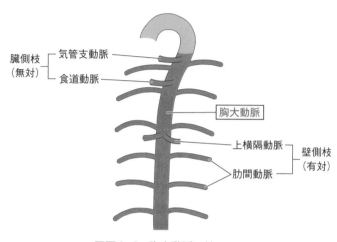

■図2-6　胸大動脈の枝

4）腹大動脈の枝

問題018：以下の空欄に言葉を入れて文章を完成させよ（図2-7）。

- 腹大動脈の壁側枝は、有対の（腰動脈）、（下横隔動脈）である。
- 腹大動脈の泌尿・生殖器への臓側枝は、有対の（腎動脈）、（精巣動脈／卵巣動脈）である。
- 腹大動脈の消化器への臓側枝は、無対の（腹腔動脈）、（上腸間膜動脈）、（下腸間膜動脈）である。
- 腹腔動脈は、（左胃動脈）、（脾動脈）、（総肝動脈）に分枝する。
- 総肝動脈は、（右胃動脈）、（固有肝動脈）、（胃十二指腸動脈）に分枝する。
- 上腸間膜動脈は、（膵臓）、（小腸〜横行結腸）まで分布する。
- 下腸間膜動脈は、（下行結腸〜直腸）まで分布する。
- 腹大動脈の下端は（L4）の高さであり、ここで左右1対の（総腸骨動脈）に分かれる。

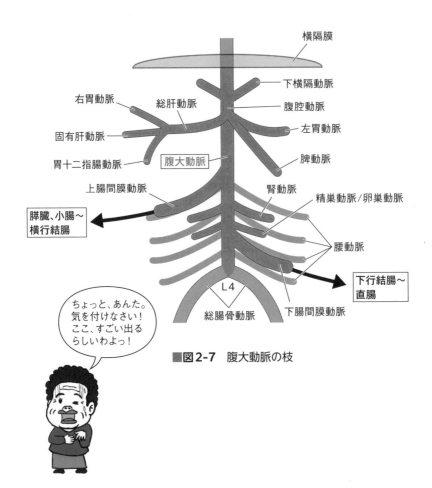

■図2-7 腹大動脈の枝

5) 総腸骨動脈、内腸骨動脈・外腸骨動脈の枝

問題019：以下の空欄に言葉を入れて文章を完成させよ（図2-8）。

- 総腸骨動脈は（内腸骨動脈）、（外腸骨動脈）に分枝する。

- 内腸骨動脈の臓側枝は、（臍動脈）、（上膀胱動脈）、（下膀胱動脈）、（子宮動脈）、（中直腸動脈）である。

- 内腸骨動脈の壁側枝は、（腸腰動脈）、（内陰部動脈）である。

- 内腸骨動脈の下肢に向かう枝は、（閉鎖動脈）、（上殿動脈）、（下殿動脈）である。

- 外腸骨動脈は、（下腹壁動脈）を分枝し、（血管裂孔）を通り（大腿動脈）に移行し、下肢に至る。

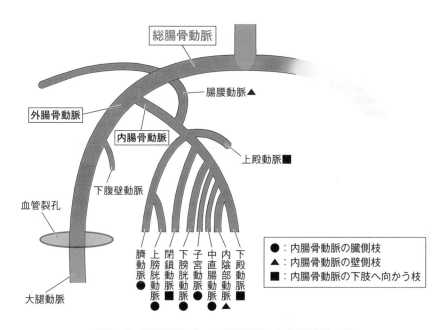

■図2-8　総腸骨動脈、内腸骨動脈・外腸骨動脈の枝

6）上肢の動脈

問題020：以下の空欄に言葉を入れて文章を完成させよ（図2-9）。

- 鎖骨下動脈は腋窩を下り、（腋窩動脈）に移行する。

- 腋窩動脈は上腕に抜けると（上腕動脈）に移行する。

- 上腕動脈は肘窩で（橈骨動脈）と（尺骨動脈）に分かれる。

- 橈骨動脈と尺骨動脈は手の中に入ると吻合し、（浅掌動脈弓）、（深掌動脈弓）
  を形成する。

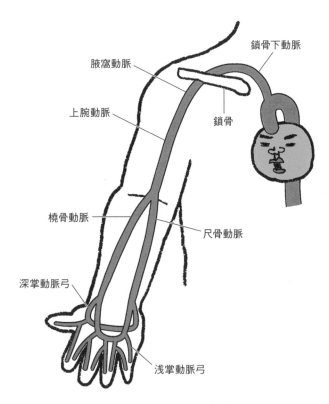

■図2-9　上肢の動脈

7）下肢の動脈

問題021：以下の空欄に言葉を入れて文章を完成させよ（図2-10）。

- 大腿動脈は（大腿三角）を下行し、いくつかの枝を出した後、（内転筋管）を通り、（膝窩動脈）に移行する。
- 膝窩動脈は膝窩筋の下縁で（前脛骨動脈）と（後脛骨動脈）に分かれる。
- 前脛骨動脈は、足背に達すると（足背動脈）に移行する。
- 後脛骨動脈は、（腓骨動脈）を分枝した後、足底で（内側足底動脈）と（外側足底動脈）に分かれる。
- 外側足底動脈は（足底動脈弓）をつくる。

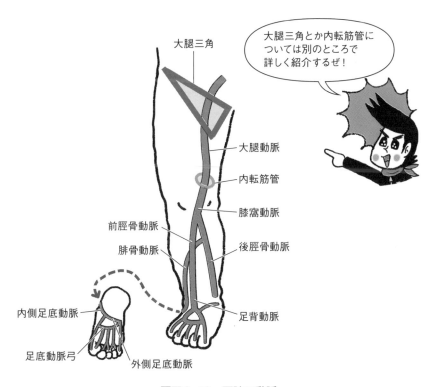

■図2-10　下肢の動脈

4. 静脈系

（1）体循環の静脈系

1）上大静脈に注ぐ枝

問題022：以下の空欄に言葉を入れて文章を完成させよ（図2-11）。

- 上大静脈には左右の（腕頭静脈）と（奇静脈）が注ぐ。
- 上大静脈は（右心房）に注ぐ。
- 腕頭静脈は左右の（内頚静脈）と（鎖骨下静脈）が合流して構成される。
- 内頚静脈と鎖骨下静脈の合流部を（静脈角）という。
- 奇静脈系は（奇静脈）、（半奇静脈）、（副半奇静脈）の3本からなる。
- 奇静脈は脊柱の（右側）を上行し、右側の肋間静脈と合流しながら、最後は（上大静脈）の後面に注ぐ。
- 半奇静脈と副半奇静脈は脊柱の（左側）を上行し、左側の肋間静脈と合流しながら、最後は（奇静脈）に注ぐ。
- 奇静脈系には（食道静脈）などが合流し、（門脈系の側副循環路）となる。

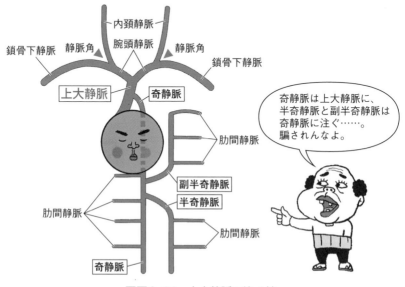

■図2-11　上大静脈に注ぐ枝

2）下大静脈に注ぐ枝

問題023：以下の空欄に言葉を入れて文章を完成させよ。

- 下大静脈は、L5の高さで左右の（総腸骨静脈）が合流して始まり、横隔膜の（大静脈孔）を貫いて、最終的に右心房に注ぐ。
- 下大静脈には、（腰静脈）、（肝静脈）、（腎静脈）、（性腺静脈（精巣静脈／卵巣静脈））が合流する。

3）門脈系

問題024：以下の空欄に言葉を入れて文章を完成させよ（図2-12）。

- （胃腸、膵臓、脾臓）内の毛細血管は、やがて、（脾静脈）、（上腸間膜静脈）、（下腸間膜静脈）などに注ぎ、これらの静脈は合して（門脈）となり肝臓に入る。
- 門脈は肝臓に入ると毛細血管になり、再び（肝静脈）となって下大静脈に注ぐ。
- 肝硬変や肝臓がんなどでは、肝臓内の血流が妨げられ（門脈圧）が亢進する。
- 門脈圧が亢進すると、（腹水）、（食道静脈瘤）、（メデューサの頭）、（痔核）などを認めるようになる。
- 門脈の側副路には、（食道静脈経路）、（臍傍静脈経路）、（直腸静脈経路）があり、これらは体循環系と吻合する（門脈 - 体循環吻合）。
- 食道静脈経路は、（奇静脈）を経て（上大静脈）へ注ぐ。
- 臍傍静脈経路は、腹壁の静脈を経て（上下の大静脈）へ注ぐ。
- 直腸静脈経路は、（内腸骨静脈）を経て（下大静脈）へ注ぐ。

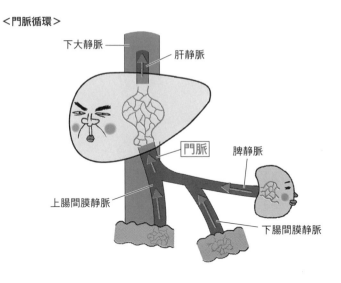

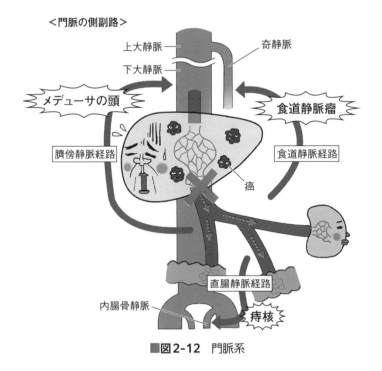

■図2-12　門脈系

4) 骨盤内臓の静脈

問題025：以下の空欄に言葉を入れて文章を完成させよ。

• 総腸骨静脈には、（外腸骨静脈）と（内腸骨静脈）が注ぐ。

• 骨盤内の深静脈は動脈と伴行し内腸骨静脈に注ぐが、一部、（膀胱静脈叢）、（前立腺静脈叢）、（子宮静脈叢）、（直腸静脈叢）のように複雑な静脈叢を形成するものもある。

5) 上肢の静脈

問題026：以下の空欄に言葉を入れて文章を完成させよ。

• （橈側皮静脈）は上腕を上行し、（鎖骨胸筋三角（鎖骨下窩））から腋窩に入り、（腋窩静脈）に注ぐ。

• （尺側皮静脈）は（上腕静脈）、または（腋窩静脈）に注ぐ。

• 肘窩には、橈側皮静脈と尺側皮静脈を連絡する（肘正中皮静脈）がある。

6) 下肢の静脈

問題027：以下の空欄に言葉を入れて文章を完成させよ。

• 下肢の皮静脈には（大伏在静脈）と（小伏在静脈）などがある。

• 大伏在静脈は（伏在裂孔）を貫き、（大腿静脈）に注ぐ。

• 小伏在静脈は（膝窩静脈）に注ぐ。

5. 胎児循環

問題028：以下の空欄に言葉を入れて文章を完成させよ（図2-13）。

- （胎盤）でガス交換が行われ、酸素を得た動脈血は（臍静脈）によって胎児に送られる。
- 胎児に入った臍静脈は（肝鎌状間膜）の中を通り、（静脈管（アランチウス管））に移行し、（下大静脈）に注ぐ。
- 下大静脈から（右心房）に入った血液の多くは、（卵円孔）を通って（左心房）、（左心室）と流れ、大動脈に駆出されて全身を巡る。
- 残りの右心房内の血液は（右心室）へ流れ、（肺動脈）に駆出される。
- 肺動脈に駆出された血液は肺動脈幹と（大動脈弓）を連絡する（動脈管（ボタロー管））を通って大動脈へ流れる。
- 胎児の体内を循環した血液は（内腸骨動脈）から分枝する（臍動脈）を通り（胎盤）へ向かう。
- 胎児循環でもっとも酸素を含んだ血液が流れるのは（臍静脈）である。

問題029：胎児循環の切り替わりに関して、以下の表を完成させよ。

胎児循環	新生児の循環
動脈管（ボタロー管）	（動脈管索）
卵円孔	（卵円窩）
静脈管（アランチウス管）	（静脈管索）
臍動脈	（臍動脈索）
臍静脈	（肝円索）

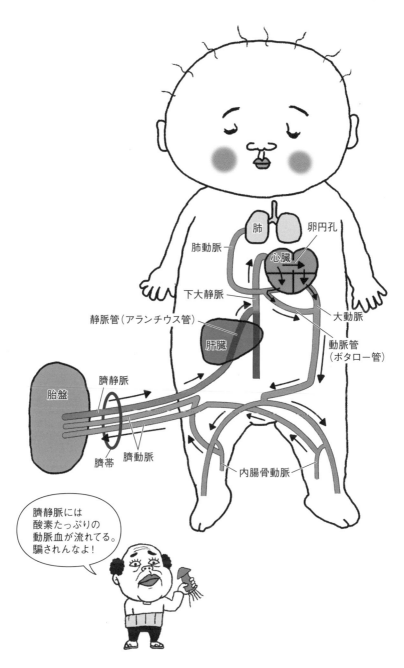

肺

卵円孔

肺動脈

心臓

下大静脈

大動脈

静脈管（アランチウス管）

肝臓

動脈管
（ボタロー管）

胎盤

臍静脈

臍帯

臍動脈

内腸骨動脈

臍静脈には
酸素たっぷりの
動脈血が流れてる。
騙されんなよ！

■図2-13　胎児循環

6. リンパ系

（1）リンパ管の走行

問題030：リンパ管の走行に関して、以下の表を完成させよ（図2-14）。

右上半身のリンパ	・（右頸リンパ本幹）と（右鎖骨下リンパ本幹）が合流し、（右リンパ本幹）を構成する。 ・右リンパ本幹は（右の静脈角）に注ぐ。
左上半身のリンパ	・（左頸リンパ本幹）と（左鎖骨下リンパ本幹）が（胸管）と合流する。※胸管には（弁）がある。 ・胸管は（左の静脈角）に注ぐ。
下半身のリンパ	・横隔膜の（大動脈裂孔）付近で、（腰リンパ本幹）と（腸リンパ本幹）は合流し、（大動脈の後方）で（乳び槽）を構成する。 ・乳び槽は胸管に移行し（左の静脈角）に注ぐ。

（2）リンパ節

問題031：リンパ節の構造に関して、以下の表を完成させよ（図2-15）。

（輸入リンパ管）		・リンパ節表面から入り込む管。
（輸出リンパ管）		・（リンパ節の門）から出る管。
内部	（リンパ洞）	・（濾過装置）として働く。 ・Bリンパ球の他、（Tリンパ球）が存在する。
	（リンパ小節）	・中央に（胚中心）があり、（Bリンパ球）が増生される。

（3）脾臓

問題032：以下の空欄に言葉を入れて文章を完成させよ。

・脾臓は人体最大のリンパ器官で、（血液を大量に貯蔵）するため暗赤色を呈する。

・（左上腹部）に位置し、（胃の後方）で（横隔膜）に接している。

- （第9〜第11肋骨）の高さにある。
- （体表）から触れることはできない。
- 腹腔内では表面を（腹膜）で覆われている。
- （脾門）には（脾動静脈）、神経、リンパ管が出入りする。

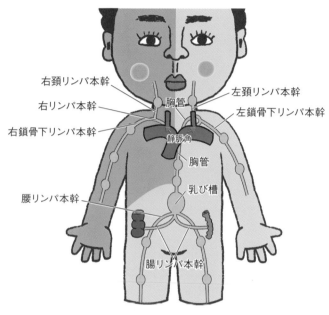

■図2-14　リンパ管の走行

右頚リンパ本幹
左頚リンパ本幹
右リンパ本幹
胸管
左鎖骨下リンパ本幹
右鎖骨下リンパ本幹
静脈角
胸管
乳び槽
腰リンパ本幹
腸リンパ本幹

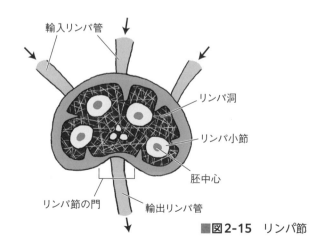

■図2-15　リンパ節

輸入リンパ管
リンパ洞
リンパ小節
胚中心
リンパ節の門
輸出リンパ管

問題033：脾臓の構造に関して、以下の表を完成させよ（図2-16）。

（被膜）	・漿膜と線維膜からなる。
（脾柱） ひちゅう	・線維膜の一部から形成され、脾臓の（実質）を区画する。
実質	・実質全体は赤血球で満たされ、（赤脾髄）^{せきひずい}と呼ばれる。 ・赤脾髄の中に（リンパ小節）からなる（白脾髄）^{はくひずい}があり、内部の（胚 中心）^{ひはい}ではBリンパ球の増生が行われる。

問題034：以下の空欄に言葉を入れて文章を完成させよ（図2-16）。

- （脾動脈）は脾門に入ると脾柱を走る（脾柱動脈）に分枝する。
- 脾柱動脈は（中心動脈）になり白脾髄を貫通する。
- 中心動脈は赤脾髄に入ると、（筆毛動脈）^{ひつもう}から（莢動脈）^{さや}になり（脾洞）^{ひどう}に
  注ぐ。
- 脾洞は特殊な毛細血管であり、（赤血球）を血管外に出す。
- 脾洞周囲の細網組織には（大食細胞（マクロファージ））が存在し、古くなっ
  た赤血球を破壊する。
- （脾静脈）は（門脈）に注ぐ。

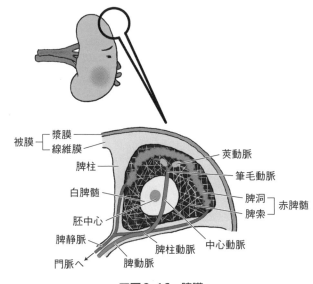

被膜 ─ 漿膜
　　　線維膜
脾柱
白脾髄
胚中心
脾静脈
門脈へ
脾動脈
脾柱動脈
中心動脈
莢動脈
筆毛動脈
脾洞
脾索
赤脾髄

■図2-16　脾臓

(4) 胸腺

問題035：以下の空欄に言葉を入れて文章を完成させよ。

- （胸腺）は胸骨の後方、つまり（縦隔の前部から上部）に位置する、左右（1対）の器官である。
- 胸腺は乳幼児でよく発達するが、（思春期以降）は次第に（退縮）し、老人では（脂肪組織）に置き換わる。
- 胸腺は（皮質）と（髄質）に区分されるが、（リンパ小節）や輸入リンパ管や輸出リンパ管に相当するものはみられない。
- 胸腺は（第一次リンパ性器官）であり、（Tリンパ球）が成熟する。

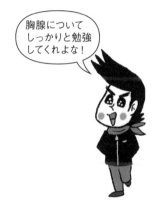

胸腺について
しっかりと勉強
してくれよな！

(5) 扁桃と集合リンパ小節

問題036：以下の空欄に言葉を入れて文章を完成させよ。

- （扁桃）は、咽頭の粘膜にできた（リンパ小節）の集団で、扁桃の粘膜は（重層扁平上皮）である。
- （ワルダイエルの咽頭輪）は、（咽頭扁桃）、（耳管扁桃）、（口蓋扁桃）、（舌扁桃）で構成される。
- 回腸では、リンパ小節が集合し、楕円形の隆起をつくる。これを（集合リンパ小節（パイエル板））という。

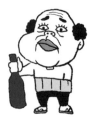

第 3 章
呼吸器系

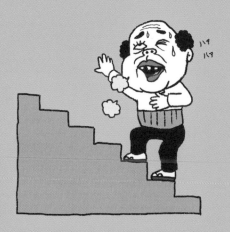

DERUNII
TAMASHII NO
KAIBOUGAKU!

1. 鼻腔・副鼻腔

（1）鼻腔

問題001：以下の空欄に言葉を入れて文章を完成させよ（図3-1）。

- 鼻腔は（外鼻孔）に始まり、（後鼻孔）に終わる。
- 左右の鼻腔は（鼻中隔）によって隔てられている。
- 鼻腔の外側壁には（上・中・下鼻甲介）があり、（上・中・下鼻道）を形成する。
- 鼻甲介と鼻中隔の間を（総鼻道）という。
- 外鼻孔から2cm奥は（鼻前庭）で、鼻毛が生えている。
- 鼻前庭は（重層扁平上皮）である。
- 鼻腔の粘膜は（多列線毛上皮）で覆われており、血管に富む。
- 鼻中隔の前端部で外鼻孔付近は、特に毛細血管が多く（キーゼルバッハ部位）と呼ばれ、鼻出血を起こしやすい。
- 鼻腔の（後上部）には（嗅粘膜（嗅上皮））がある。

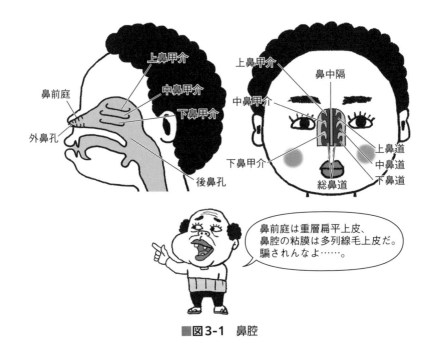

鼻前庭は重層扁平上皮、鼻腔の粘膜は多列線毛上皮だ。騙されんなよ……。

■**図3-1　鼻腔**

2. 咽頭・喉頭

（1）咽頭

問題002：以下の空欄に言葉を入れて文章を完成させよ（図3-2）。

・鼻腔に続く部を（咽頭）という。

・咽頭は（気道）の一部であると同時に食物の通路としても機能する。

（2）喉頭

問題003：以下の空欄に言葉を入れて文章を完成させよ（図3-2）。

・喉頭は（喉頭蓋）に始まる。

・（嚥下）の際、喉頭蓋が下がり、喉頭口に蓋がされる。

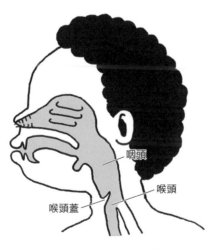

■**図3-2**　咽頭・喉頭

1）喉頭軟骨

問題004：喉頭軟骨に関して、以下の表を完成させよ（図3-3）。

喉頭を構成する軟骨	特　　　徴
（甲状軟骨）	・喉頭の（前面）を覆う。 ・甲状軟骨は（喉頭隆起（のどぼとけ））を形成する。
（輪状軟骨）	・甲状軟骨の下部、（C6）の高さに位置する。
（披裂軟骨）	・輪状軟骨の（後上縁）にある（1対）の軟骨。
（喉頭蓋軟骨）	・甲状軟骨の（裏側）にある。

2）声帯

問題005：以下の空欄に言葉を入れて文章を完成させよ（図3-4）。

・（披裂軟骨）と（甲状軟骨）を結ぶように、ひも状の（声帯ヒダ（声帯））がある。

・声帯は、（声帯靱帯）と（声帯筋）が合わさって粘膜に覆われたものである。

・声帯筋は（横紋筋）で、（迷走神経）の支配を受ける。

・左右の声帯によって狭められた隙間を（声門裂）といい、声帯と声門裂を合わせて（声門）という。

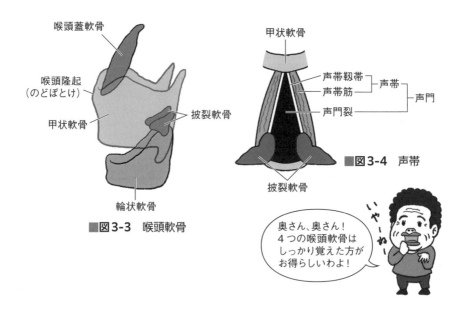

喉頭蓋軟骨

喉頭隆起
（のどぼとけ）

甲状軟骨

披裂軟骨

輪状軟骨

■図3-3　喉頭軟骨

甲状軟骨

声帯靱帯　┐
声帯筋　　┘声帯　┐
　　　　　　　　　　┘声門
声門裂

披裂軟骨

■図3-4　声帯

奥さん、奥さん！
4つの喉頭軟骨は
しっかり覚えた方が
お得らしいわよ！

いやーね〜

3. 気管・気管支

(1) 気管

問題006：以下の空欄に言葉を入れて文章を完成させよ（図3-5）。

- 気管は（C6）の高さで、喉頭の（輪状軟骨の下縁）に続く管である。
- 気管の長さは（10〜13）cm、直径は約（2）cmである。
- 気管の壁は約20個の（馬蹄形）の（気管軟骨）が積み重なって形成されている。
- 気管の内腔は（多列線毛上皮）からなる粘膜で覆われる。
- 気管の後壁は（軟骨）を欠く膜性壁で、（平滑筋）と粘膜からなる。
- 気管は（食道の前方）に存在し、前方を（大動脈弓）が横切る。

(2) 気管支

問題007：以下の空欄に言葉を入れて文章を完成させよ（図3-5）。

- 気管は（T5）の高さで左右の（気管支）に分かれる。
- 右気管支は（太く短く）、（垂直方向）に走行する。
- 左気管支は（細く長く）、（水平方向）に走行する。
- 誤って吸い込んでしまった異物は（右気管支）から右肺に入りやすい。
- 気管支は肺に入ると20回以上分枝し、（気管支樹）と呼ばれるようになる。
- 気管支は肺に入ると右側は（3本）、左側は（2本）に分枝する。
- 気管は、主気管支、葉気管支、区域気管支、（細気管支）、終末細気管支、呼吸細気管支、肺胞管と分枝し、肺胞嚢に終わる。

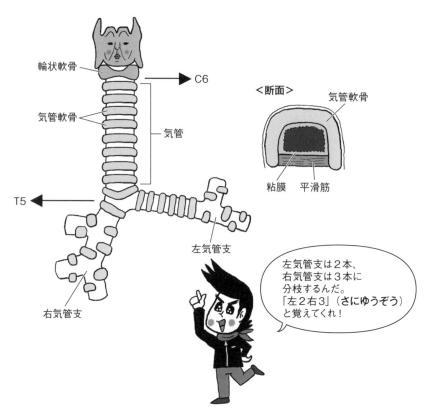

■図3-5 気管・気管支

吹き出し: 左気管支は2本、右気管支は3本に分枝するんだ。「左2右3」(さにゆうぞう)と覚えてくれ！

断面の図の注釈: 気管軟骨／粘膜／平滑筋

気管周辺の図の注釈: 輪状軟骨／気管軟骨／気管／左気管支／右気管支／C6／T5

問題008：気管支の分枝に関して、以下の表を完成させよ。

気管支の分枝	軟骨の有無	平滑筋の有無	ガス交換の有無
（主気管支）	○	○	×
葉気管支	○	○	×
区域気管支	○	○	×
（細気管支）	（×）	○	×
終末細気管支	×	○	×
呼吸細気管支	×	○	○
肺胞管	×	×	○
肺胞嚢	×	×	○

4. 肺

問題009：以下の空欄に言葉を入れて文章を完成させよ（図3-6）。

- 肺の下面を（肺底_{はいてい}）といい、（横隔膜）に接する。
- 肺の頂点を（肺尖_{はいせん}）といい、鎖骨上方（2〜3）cmにまで達する。
- （心圧痕_{しんあっこん}）は肺内側部で、心臓が接するくぼみのことで左右の肺に存在する。
- 左肺の心圧痕は深く、肺を前方から見ると切れ込んで見え、これを（心切痕_{しんせっこん}）という。
- （肺門）には（気管支・肺動静脈・気管支動静脈）・リンパ管・神経などが出入りする。
- 肺の栄養血管は（気管支動脈）である。
- 右肺は（上大静脈）に接する。

（1）肺葉

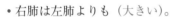

問題010：以下の空欄に言葉を入れて文章を完成させよ（図3-6）。

- 右肺は左肺よりも（大きい）。
- 右肺は（水平裂）と（斜裂_{しゃれつ}）によって、（上・中・下葉）の（3葉）に分けられる。
- 左肺は（斜裂）によって、（上・下葉）の（2葉）に分けられる。

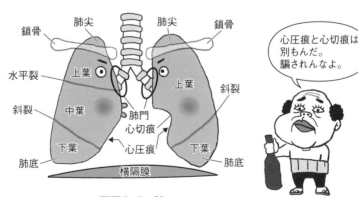

■図3-6　肺

（2）肺胞

問題011：以下の空欄に言葉を入れて文章を完成させよ。

・肺胞は左右の両肺を合わせると（3〜5億）個にもなる。

・肺胞上皮は（単層扁平上皮）である。

・ガス交換は（血液空気関門）で行われる。

（3）胸膜

問題012：以下の空欄に言葉を入れて文章を完成させよ（図3-7）。

・二重の胸膜のうち、直接肺を覆っている胸膜を（臓側胸膜）、胸腔内面を覆う胸膜を（壁側胸膜）という。

・二重の胸膜の間を（胸膜腔）といい、少量の（漿液）で満たされる。

・胸膜腔は大気圧に対して（陰圧）になっている。

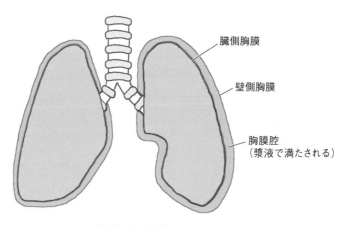

臓側胸膜

壁側胸膜

胸膜腔
（漿液で満たされる）

■図3-7　胸膜

（4）縦隔

問題013：以下の空欄に言葉を入れて文章を完成させよ。

- 縦隔とは左右の（肺）の間で、前方を（胸骨）、後方を（脊柱）、下部を（横隔膜）に囲まれた部である。
- （肺門）は縦隔に面している。
- 縦隔は（心臓）を境にして、上部（上縦隔）と下部に分けられる。下部はさらに前・中・後部（前縦隔・中縦隔・後縦隔）に区分される。
- 縦隔には（心臓）、（心臓に出入りする血管）、（気管）、（気管支）、（食道）、（胸管）、（迷走神経）、（横隔神経）、（胸腺）などが存在する。

問題014：縦隔の区分に関して、以下の表を完成させよ。

縦隔の区分		存在する臓器、器官など
上部（上縦隔）		胸腺、気管、食道、大動脈弓、上大静脈、奇静脈、胸管、迷走神経、横隔神経など
下部	前部（前縦隔）	胸腺など
	中部（中縦隔）	（心臓）、上行大動脈、上下大静脈、肺動静脈など
	後部（後縦隔）	気管支、（食道）、胸大動脈、奇静脈、半奇静脈、胸管、迷走神経、交感神経幹など

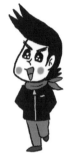

第 **4** 章
消化器系

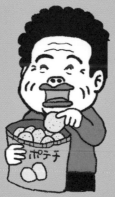

やめられない
のよね〜

DERUNII
TAMASHII NO
KAIBOUGAKU!

1. 口腔

(1) 口蓋・軟口蓋

問題001：以下の空欄に言葉を入れて文章を完成させよ。

- 口腔の天井を（口蓋）といい、その前2/3は（硬口蓋）、後1/3は（軟口蓋）と呼ばれる。
- 口蓋の中央には（口蓋縫線^{こうがいほうせん}）が走る。
- 軟口蓋の後部に（口蓋垂^{こうがいすい}）が垂れ下がる。

(2) 舌

問題002：以下の空欄に言葉を入れて文章を完成させよ（図4-1）。

- 舌の上面は（舌背^{ぜっぱい}）、先端を（舌尖^{ぜっせん}）と呼ぶ。
- 舌背の正中には（舌正中溝^{ぜつせいちゅうこう}）がある。

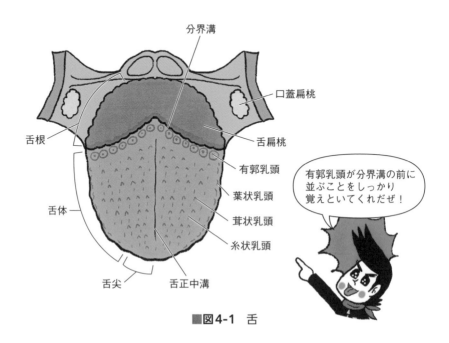

有郭乳頭が分界溝の前に並ぶことをしっかり覚えといてくれだぜ！

■図4-1 舌

- 舌は（分界溝）によって、前方の（舌体）と後方の（舌根）に分けられる。
- （舌扁桃）は分界溝の後方にある。
- 舌根は咽頭の（前壁の一部）をなす。
- 舌背粘膜に存在する無数の突起を（舌乳頭）という。
- 舌乳頭には、（糸状乳頭）、（茸状乳頭）、（有郭乳頭）、（葉状乳頭）がある。
- 糸状乳頭の上皮は（角化）する。
- 有郭乳頭は（分界溝）の前に一列に並ぶ。
- 葉状乳頭と有郭乳頭には（味蕾）という味覚の受容器がある。

(3) 歯

問題003：以下の空欄に言葉を入れて文章を完成させよ（図4-2）。
- 歯は上顎骨の（歯槽突起）、下顎骨の（歯槽部）に釘植される。
- 歯槽に埋まる部を（歯根）、外部に露出する部を（歯冠）、歯根と歯冠の移行部を（歯頚）という。
- 歯頚は（歯肉）で覆われる。

問題004：歯に関して、以下の表を完成させよ（図4-2）。

歯冠部	・主体は（ゾウゲ質）で、その上に（カルシウム）を含む（エナメル質）が覆う。 ・中心部には（歯髄腔）という腔があり、（歯髄）で満たされる。
歯根部	・歯根部のゾウゲ質は（セメント質）に覆われる。 ・セメント質と歯槽の間には（歯根膜）がある。

問題005：乳歯と永久歯に関して、以下の表を完成させよ。

乳歯	切歯8本、犬歯4本、臼歯8本：合計（20）本
永久歯	切歯8本、犬歯4本、（小臼歯）8本、（大臼歯）12本：合計（32）本

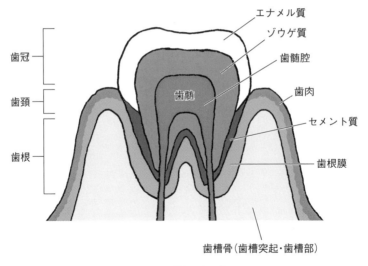

エナメル質
ゾウゲ質
歯髄腔
歯肉
セメント質
歯根膜

歯冠
歯頸
歯根

歯髄

歯槽骨（歯槽突起・歯槽部）

■図4-2　歯

（4）唾液腺

問題006：唾液腺に関して、以下の表を完成させよ。

唾液腺	開口部	支配神経
（耳下腺）	（口腔前庭）	（舌咽神経）
（顎下腺）	（舌下小丘）	（顔面神経）
（舌下腺）	（舌下小丘）・舌下ヒダ	（顔面神経）

※（耳下腺）は最大の唾液腺である。

2. 咽頭と食道

(1) 咽頭

問題007：以下の空欄に言葉を入れて文章を完成させよ。

- 咽頭は（頭蓋底）に始まり、（C6）の高さで食道に移行する。
- 咽頭は（咽頭筋）と呼ばれる（横紋筋）でできている。
- 咽頭は（鼻部）、（口部）、（喉頭部）に分けられる。
- 鼻部の天井には（咽頭扁桃）、左右の側壁には（耳管の開口部）があり鼓室に通じる。

  また、耳管の開口部を取り巻くように（耳管扁桃）が存在する。
- 咽頭に存在する咽頭扁桃、耳管扁桃、（舌扁桃）、（口蓋扁桃）は、（ワルダイエルの咽頭輪）を形成する。

(2) 食道

問題008：以下の空欄に言葉を入れて文章を完成させよ（図4-3）。

- 食道は（C6）の高さから始まり、（脊柱の前）、（気管の後ろ）を通る。
- 食道は（心臓の後ろ）を下降した後、横隔膜の（食道裂孔）を通り、胃に移行する。
- 食道の長さは（25）cm程度である。
- 食道は（重層扁平上皮）でできている。
- 食道上部は（横紋筋）、下部は（平滑筋）である。

問題009：食道の生理的狭窄部に関して、以下の表を完成させよ（図4-3）。

1つ目	（食道の入り口（輪状軟骨の後ろ））
2つ目	（気管分岐部の高さ（大動脈弓との交叉部））
3つ目	（食道裂孔）

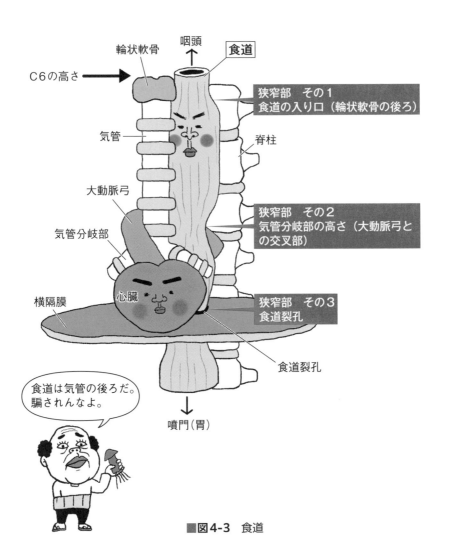

■図4-3　食道

3. 胃

（1）胃の概要

問題010：以下の空欄に言葉を入れて文章を完成させよ（図4-4）。

- 胃の入り口は（噴門）で（T11）の高さに相当する。
- 胃の天井は（胃底）と呼ばれる。
- 胃の出口は（幽門）で（L1）の高さに相当する（臥位）。
- 幽門の手前にある部分を（幽門前庭）、または（幽門部）という。
- 胃の胃底部と幽門部を除いた部分を（胃体）という。
- 胃の外側、大きく湾曲する部を（大弯）、内側の湾曲部を（小弯）という。
- 小弯の一部で深く切れ込む部を（角切痕）という。
- 胃の筋層は（平滑筋）からなる。また、幽門では輪走筋が発達した（幽門括約筋）がある。

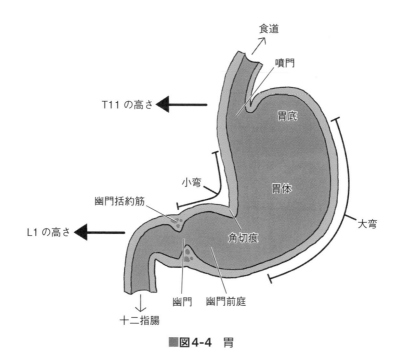

■図4-4　胃

(2) 胃間膜

問題011：以下の空欄に言葉を入れて文章を完成させよ（図4-5）。

- 胃の前後を覆う腹膜が小弯で合わさり、（小網）が形成される。
- 胃の前後を覆う腹膜が大弯で合わさり、（大網）が形成される。
- 小網は（肝臓）に達する。
- 大網は腹部内臓の前に垂れ下がった後、折り返って（横行結腸）に付着し、最後は（後腹壁）に終わる。

(3) 胃腺

問題012：胃腺に関して、以下の表を完成させよ。

（胃底腺）	<ul><li>胃の（大部分）に分布する。</li><li>以下の細胞から構成される。 （壁細胞）→（塩酸）を分泌 （主細胞）→（ペプシノゲン）を分泌 （副細胞）→（粘液）を分泌</li></ul>
（幽門腺）	<ul><li>（幽門部）のみに分布する。</li><li>（G細胞）が散在し、（ガストリン）というホルモンを分泌する。</li></ul>

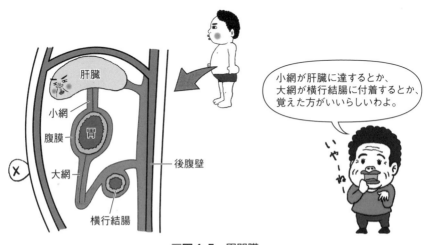

小網が肝臓に達するとか、大網が横行結腸に付着するとか、覚えた方がいいらしいわよ。

いやーねー

■図4-5　胃間膜

4. 小腸

問題013：以下の空欄に言葉を入れて文章を完成させよ。

- 小腸は全長約（6）mの管状器官である。
- 小腸は（十二指腸）、（空腸）、（回腸）の3部に分けられる。
- 十二指腸は（腸間膜）を持たず、（後腹壁）に癒着する。
- 空腸と回腸は（腸間膜）を持ち、移動性に富んでいる。
- 小腸の筋層は（2層）の（平滑筋）からなり、内層は（輪走）し、外層は（縦走）する。

（1）十二指腸

問題014：以下の空欄に言葉を入れて文章を完成させよ（図4-6）。

- 十二指腸は全長約（25）cmで、（C字状）に湾曲しながら（膵頭部）を囲む。
- 十二指腸は（右腎）と接する。
- 十二指腸の壁には（大十二指腸乳頭（ファーター乳頭））があり、（膵管）と（総胆管）が合わさった管が開口する。また、この開口部に（オッディ括約筋）という平滑筋があり、膵液と胆汁の流れを調節している。
- 十二指腸には（十二指腸腺）が発達し、（アルカリ性）の分泌物を分泌して胃酸を中和する。
- 十二指腸は（L2の左側）で空腸に移行する。この部を（十二指腸空腸曲）といい、（トライツ靱帯）によって後腹壁に固定される。

（2）空腸と回腸

問題015：以下の空欄に言葉を入れて文章を完成させよ（図4-6）。

- 十二指腸に続く小腸部の前半2/5を（空腸）、後半3/5を（回腸）と呼ぶ。
- 空腸は（左上腹部）に、回腸は（右下腹部）に存在する。
- （回腸下部）の（粘膜固有層）には（集合リンパ小節（パイエル板））が多くみられる。

（3）小腸組織

問題016：小腸粘膜に関して、以下の表を完成させよ。

（輪状ヒダ）	・小腸粘膜内腔に突出したヒダで、（空腸上部）でもっとも発達する。
（腸絨毛）	・輪状ヒダの表面に密生する。 ・腸絨毛と腸絨毛の間には（腸腺）の開口部がある。
（微絨毛）	・腸絨毛には小腸上皮細胞があり、この細胞に（微絨毛）が並ぶ。

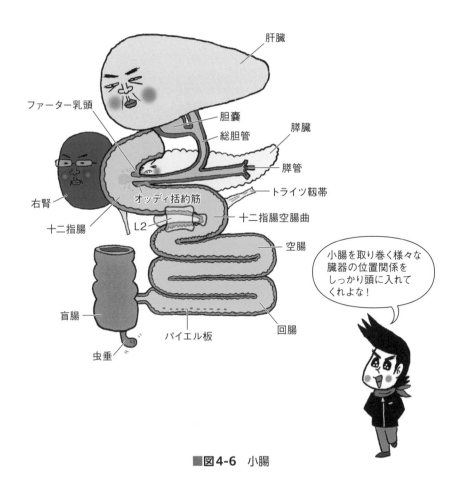

小腸を取り巻く様々な臓器の位置関係をしっかり頭に入れてくれよな！

■図4-6　小腸

5. 大腸

問題017：以下の空欄に言葉を入れて文章を完成させよ。

- 大腸は全長約（1.6）mで、（盲腸）、（結腸）、（直腸）からなる。
- 大腸の筋層は（2層）の（平滑筋）からなり、内層は（輪走）し、外層は（縦走）する。

(1) 盲腸

問題018：以下の空欄に言葉を入れて文章を完成させよ（図4-7）。

- 回腸は（回盲口）で盲腸に移行する。回盲口には（回盲弁）があり、内容物の逆流を防止する。
- 盲腸には（虫垂）が連続する。虫垂には（リンパ組織）が発達し、（腸腺）や（筋層）も存在する。

(2) 結腸

問題019：以下の空欄に言葉を入れて文章を完成させよ（図4-7）。

- 結腸は、（上行結腸）、（横行結腸）、（下行結腸）、（S状結腸）に区分される。
- 結腸壁の膨らみを（結腸膨起）という。
- 結腸内腔には（半月ヒダ）があり、これは盲腸にもみられる。
- 結腸の表面には（結腸ヒモ）が（3）本みられ、これは（盲腸）にもみられる。
- 結腸ヒモには（腹膜垂）という脂肪の袋が垂れ下がっている。
- （結腸膨起）、（結腸ヒモ）、（腹膜垂）は小腸と結腸を見分ける目印となる。

問題020：結腸に関して、以下の表を完成させよ。

結　腸	腸間膜の有無	全長
上行結腸	（×）	約20 cm
横行結腸	（○）	約50 cm
下行結腸	（×）	約25 cm
S状結腸	（○）	約45 cm

(3) 直腸

問題021：以下の空欄に言葉を入れて文章を完成させよ（図4-7）。

- 直腸は（仙骨の前面）でS状結腸から移行する。
- 直腸は全長約（20）cmである。
- 直腸の下部を（直腸膨大部）といい、そこから肛門に続く部を（肛門管）と呼ぶ。
- 肛門管には（肛門柱）という高まりがある。
- 内肛門括約筋は（平滑筋）で、外肛門括約筋は（横紋筋）である。

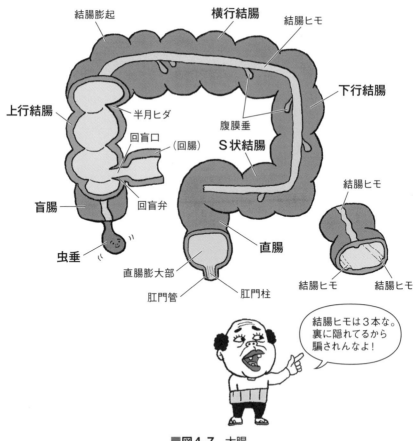

■図4-7　大腸

6. 肝臓

（1）肝臓の位置・形状

よく出るぜ

問題022：以下の空欄に言葉を入れて文章を完成させよ（図4-8）。

- 肝臓の重量は（1200）gほどある。
- 肝臓は（腹腔の右上）にあり、大部分は腹膜に覆われるが、一部露出した部があり、ここを（無漿膜野）といい、（横隔膜）に癒着する。
- 肝臓は（肝鎌状間膜）によって（右葉）と（左葉）に分けられる。
  ※（右葉）＞（左葉）
- 肝臓の下面（臓側面）は（胃・十二指腸・横行結腸・右腎）と接する。
- 肝臓の下面には（方形葉）と（尾状葉）がみられる。また、方形葉と右葉の間に（胆嚢）が位置する。
- 肝臓の下面中央には（肝門）があり、（固有肝動脈）、（門脈）、（肝管）などが出入りする。
- 肝臓の後面は（下大静脈）と接する。

（2）肝臓の組織

問題023：以下の空欄に言葉を入れて文章を完成させよ（図4-9）。

- 肝組織の構造単位は（グリソン鞘）という結合組織によって分けられた六角形の（肝小葉）である。
- 肝小葉の中心には（中心静脈）があり、そこに向かって肝細胞が放射状に列をなし（肝細胞索）をつくる。
- 肝門を入った固有肝動脈、門脈は枝分かれし、グリソン鞘の中でそれぞれ（小葉間動脈）、（小葉間静脈）になる。
- 小葉間動静脈の血液は（洞様毛細血管）から中心静脈に注ぐ。洞様毛細血管内にはマクロファージ由来の（クッパー細胞）が存在する。
- 肝細胞索と洞様毛細血管の間隙を（ディッセ腔）といい、（星細胞（ビタミンA貯蔵細胞））が存在する。

- 中心静脈の血液は（肝静脈）から（下大静脈）に注ぐ。
- 肝細胞は（胆汁）を生成し、肝細胞間の（毛細胆管）に分泌された後、グリソン鞘内の（小葉間胆管）に注ぐ。
- 肝小葉の六角形の角、グリソン鞘の中には小葉間動脈、小葉間静脈、小葉間胆管があり、この3つを（肝3つ組）と呼ぶ。

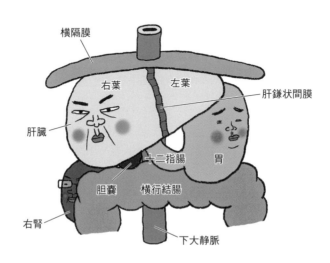

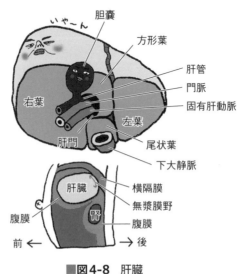

■**図4-8** 肝臓

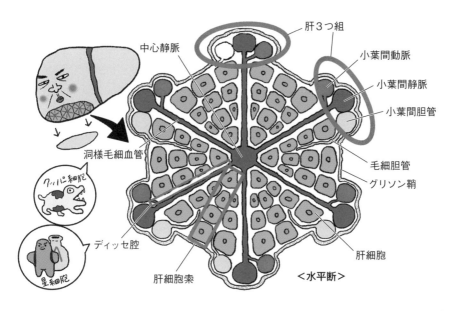

中心静脈

肝３つ組

小葉間動脈

小葉間静脈

小葉間胆管

洞様毛細血管

毛細胆管

グリソン鞘

クッパ細胞

ディッセ腔

星細胞

肝細胞

肝細胞索

＜水平断＞

■図4-9　肝小葉

7. 胆嚢と膵臓

(1) 胆嚢と胆路

問題024：以下の空欄に言葉を入れて文章を完成させよ（図4-10）。

- 胆嚢は、肝臓でつくられた（胆汁）を濃縮し、蓄える。
- 胆嚢の後方は細くなり（胆嚢管）に移行する。
- 胆嚢管の粘膜は（ラセンヒダ）を形成する。
- 胆嚢管は肝臓からの（肝管）と合流し（総胆管）となる。
- 総胆管は（膵管）と合流し（大十二指腸乳頭（ファーター乳頭））に開口する。

(2) 膵臓

問題025：以下の空欄に言葉を入れて文章を完成させよ（図4-10）。

- 膵臓は全長（15）cm、重さ70g程度の実質性臓器で、（L1～L2）の高さを横走する。
- 後面は（後腹壁）に付着するが、前面は腹膜に覆われる。
- 膵臓は右側から（頭・体・尾）に分けられ、膵尾は（脾臓）に接する。
- （ランゲルハンス島）は主に（膵尾）に存在する。

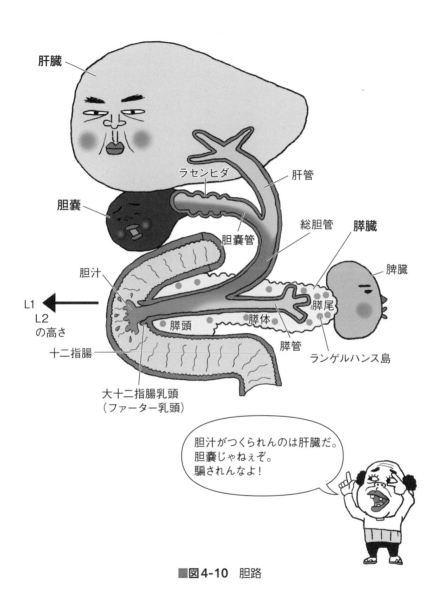

肝臓

ラセンヒダ

肝管

胆嚢

胆嚢管

総胆管

膵臓

脾臓

胆汁

膵尾

L1
L2
の高さ

膵頭

膵体

膵管

ランゲルハンス島

十二指腸

大十二指腸乳頭
（ファーター乳頭）

胆汁がつくられんのは肝臓だ。
胆嚢じゃねぇぞ。
騙されんなよ！

■図4-10　胆路

73

8. 腹膜

問題026：以下の空欄に言葉を入れて文章を完成させよ。

- 腹膜は（漿膜）という（単層扁平上皮）からなる。
- 腹膜には腹壁と骨盤壁を裏打ちする（壁側腹膜）と、肝臓、胃、空腸、回腸などの臓器の表面を覆う（臓側腹膜）がある。
- 壁側腹膜と臓側腹膜が合わさったものを（間膜）と呼ぶ。

問題027：腹膜に関して、以下の表を完成させよ（図4-11）。

	説　　明	該当臓器
（腹膜内臓器）	臓側腹膜に覆われる臓器。間膜によって宙づりになっている。	（肝臓、胃、空腸、回腸、横行結腸、S状結腸）
（腹膜後臓器）	後腹壁に接着する臓器	（十二指腸、膵臓、上行結腸、下行結腸、腎臓、副腎）

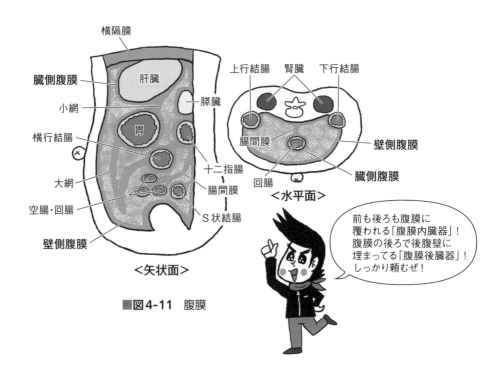

■図4-11　腹膜

前も後ろも腹膜に覆われる「腹膜内臓器」！腹膜の後ろで後腹壁に埋まってる「腹膜後臓器」！しっかり頼むぜ！

第 **5** 章
泌尿器系

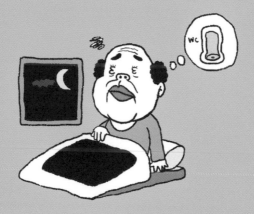

1. 腎臓

問題001：以下の空欄に言葉を入れて文章を完成させよ（図5-1）。

- 腎臓は（T12）から（L3）の高さ、（第12肋骨）の前方に位置する。
- 腎臓の上方に肝臓があるため（右腎）の方が（左腎）よりも1/2腰椎分（低い）。
- 右腎は（十二指腸）と接する。
- 腎臓は、内側から（線維被膜）、（脂肪被膜）、（腎筋膜（ゲロータ筋膜））という3層の膜で覆われる。
- 腎臓の上端には（副腎）がのる。副腎は腎臓と共通の脂肪被膜と腎筋膜に覆われる。
- 腎臓は（腹膜後臓器）である。

(1) 腎臓の構造

1) 腎臓の肉眼的構造

問題002：以下の空欄に言葉を入れて文章を完成させよ（図5-1）。

- 腎臓の（内側縁中央部）に（腎門）がある。
- 腎門には（腎動脈）、（腎静脈）、（尿管）などが出入りする。
- 腎臓は（皮質）と（髄質）に区分される。
- 髄質は、複数個の円錐状の（腎錐体）の集まりからなる。
- 腎錐体の先端を（腎乳頭）という。
- 腎乳頭は（腎杯）に包まれる。
- 腎杯は集合して（腎盤（腎盂））となり、（尿管）に移行する。
- 皮質は（線維被膜）直下にある部で、腎錐体を弓状に覆う。
- 皮質は腎錐体の間にも伸びており、この部を（腎柱）という。
- 一つの腎錐体と、それを取り囲む皮質を合わせて（腎葉）という。したがって、腎乳頭の数と腎葉の数は一致する。

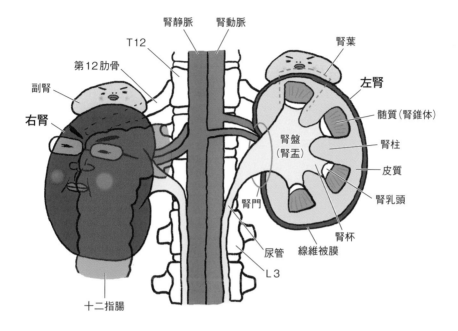

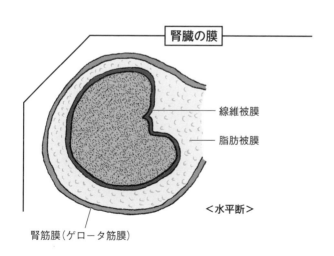

■図5-1 腎臓

2) 腎臓の組織構造

問題003：以下の空欄に言葉を入れて文章を完成させよ（図5-2）。

- 腎臓の構成要素は（腎小体）、（尿細管）、（集合管）である。
- 腎小体は（毛細血管）からなる（糸球体）と、それを覆う（上皮性）の（ボウマン嚢）からなる小体で、（皮質）に散在する。
- （尿細管）は（近位尿細管）、（ヘンレループ）、（遠位尿細管）に分けられ、皮質と髄質の間を走行する。
- ヘンレループは（髄質）に存在する。
- 尿細管は集合し（集合管）となり、（腎杯）に開口する。
- 腎小体と尿細管を合わせて（ネフロン（腎単位））と呼ぶ。
- 遠位尿細管を流れる尿量は（緻密斑）によってモニターされている。
- 尿の電解質濃度が高い場合、輸入細動脈にある（傍糸球体細胞）が（レニン）を分泌する。

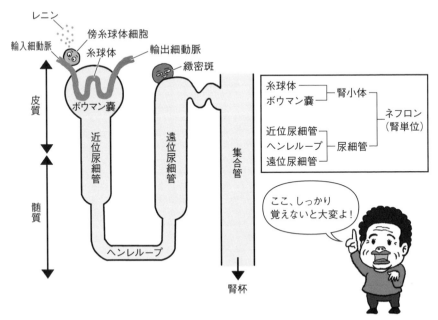

■図5-2 腎臓の組織構造

（2）腎臓の血管

問題004：以下の空欄に言葉を入れて文章を完成させよ（図5-3）。

- 腎動脈はまず、5本の（区域動脈）に分枝する。腎臓は区域動脈により（5）つの（腎区域）に分けられる。
- 区域動脈は（葉間動脈）に分枝し、腎錐体の間を走行する。
- 葉間動脈の枝は（弓状動脈）になり（髄質と皮質の間）を走行する。
- 弓状動脈はさらに（小葉間動脈）になり、その枝は（輸入細動脈）として腎小体で糸球体を形成し、（輸出細動脈）として腎小体を出る。
- 糸球体を形成する毛細血管の内皮細胞には無数の（小孔）があいており、（基底膜）が接する。さらに基底膜の周りを（足細胞）が取り囲んでいる。

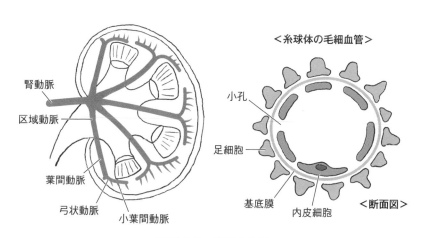

■**図5-3** 腎臓の血管

2. 尿路

（1）尿管

問題005：以下の空欄に言葉を入れて文章を完成させよ（図5-4）。

- 尿を腎盂から膀胱に運ぶ管を（尿管）という。
- 尿管は（大腰筋）の前を下行する。
- 尿管は（粘膜）、（筋層）、（外膜）の3層構造からなる、長さ約（30）cmの管で、粘膜は（移行上皮）で覆われている。
- 尿管の筋層は（平滑筋）で、（蠕動運動）によって尿を膀胱に送る。
- 尿管は（3）か所、狭窄部位を持つ。
  ①（腎盂から尿管への移行部）
  ②（総腸骨動静脈との交叉部）
  ③（膀胱壁を貫く部）

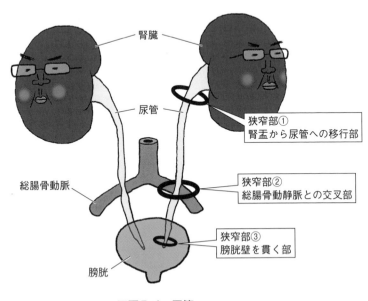

■図5-4　尿管

(2) 膀胱

問題006：以下の空欄に言葉を入れて文章を完成させよ（図5-5）。

- 膀胱は約（700）mlの尿を蓄えられる。
- 男性の膀胱の背後には（直腸）が、女性の膀胱の背後には（子宮）がある。また、膀胱は（恥骨結合）の後方に位置する。
- 左右の尿管は膀胱の（底部）に開口し、尿道の出口と（膀胱三角）を囲む。
- 膀胱壁は（粘膜）、（筋層）、（漿膜）の3層からなる。
- 膀胱の粘膜は（移行上皮）、筋層は（平滑筋）である。
- 尿道への出口には（平滑筋）からなる（膀胱括約筋（内尿道括約筋））が発達し、その下方には、（横紋筋）からなる（尿道括約筋（外尿道括約筋））がある。

(3) 尿道

問題007：以下の空欄に言葉を入れて文章を完成させよ（図5-5）。

- 尿道は（膀胱三角）部に開口する、膀胱内の尿を（体外）に排泄する尿路である。
- 男性の尿道は（16〜18）cm、女性の尿道は約（3）cmと、男性の方がかなり（長い）。
- 男性の尿道は膀胱の（内尿道口）に始まり、（前立腺）を貫く。その後、（射精管）と合流し、（尿生殖隔膜）を貫く。さらに男性の尿道は陰茎の内部、（尿道海綿体）を貫き下行し、陰茎の先端、（外尿道口）に開口する。
- 女性の尿道は膀胱の内尿道口から始まり、ほぼまっすぐ下行して（尿生殖隔膜）を貫き、（腟前庭）に開口する。
- 男女の尿道とも、尿生殖隔膜を貫く部で（横紋筋）からなる（尿道括約筋（外尿道括約筋））があり、排尿の調節が行われる。
- 尿道は（尿生殖隔膜）を貫く部でもっとも（狭く）なる。

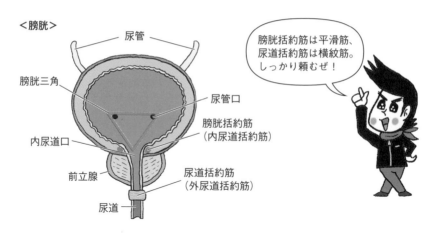

<膀胱>

尿管

膀胱三角

尿管口

内尿道口

膀胱括約筋
（内尿道括約筋）

前立腺

尿道括約筋
（外尿道括約筋）

尿道

膀胱括約筋は平滑筋、
尿道括約筋は横紋筋。
しっかり頼むぜ！

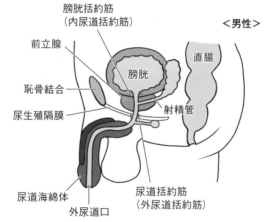

膀胱括約筋
（内尿道括約筋）

<男性>

前立腺

直腸

膀胱

恥骨結合

尿生殖隔膜

射精管

尿道海綿体

外尿道口

尿道括約筋
（外尿道括約筋）

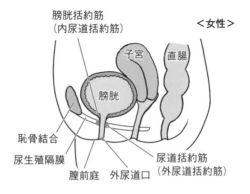

膀胱括約筋
（内尿道括約筋）

<女性>

子宮

直腸

膀胱

恥骨結合

尿生殖隔膜

膣前庭　外尿道口

尿道括約筋
（外尿道括約筋）

■図5-5　膀胱・尿道

第 **6** 章
生殖器系

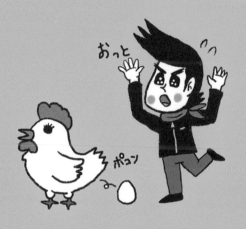

おっと

ポゥン

1. 男性生殖器

(1) 精巣

問題001：以下の空欄に言葉を入れて文章を完成させよ（図6-1）。

- 精巣（睾丸）は左右（1）対あり、（陰嚢）内に収まっている。
- （精巣挙筋）は内腹斜筋の続きである。
- 精巣の後上面に（精巣上体）がのる。
- 精巣表面の（白膜）は精巣中隔を形成し精巣実質を（精巣小葉）に分ける。
- 精巣小葉内は（精細管）で占められる。
- 精子は精細管の（精上皮）でつくられる。
- 精上皮の間には（セルトリ細胞）という細胞も存在し、精子を（支持・栄養）する。
- 精細管と精細管の間には（ライディッヒ細胞（間細胞））があり、（男性ホルモン）を分泌する。
- 精巣は胎生期に（後腹壁）、腎臓と同じ位置に発生する。その後、（胎齢7〜8か月）で下降して（鼠経管）を通り（陰嚢）に入る。

(2) 精路

1）精巣上体・精管

問題002：以下の空欄に言葉を入れて文章を完成させよ（図6-1）。

- 精細管でつくられた精子は精巣上体の（精巣上体管）に蓄えられる。
- 精巣上体管は（精管）に移行する。
- 精管は陰嚢内を上行し（鼠経管）を通って骨盤内に入るが、この間、血管や神経とともに結合組織に束ねられ（精索）と呼ばれる。
- 骨盤内に入った精管は（前立腺）を貫き（射精管）となり（尿道）に開口する。
- 精管は前立腺を貫く手前で太くなり（精管膨大部）を形成する。

2）付属腺

問題003：以下の空欄に言葉を入れて文章を完成させよ（図6-1）。

- （精嚢）は膀胱の後下方にある左右（1）対の腺である。
- 精嚢の導線は前立腺内で（精管）に合流する。
- 精嚢からの分泌物は（アルカリ性）で、（果糖）と（プロスタグランディン）を含む。
- （前立腺）は膀胱の下方にあり、その中央を（尿道）が貫く。
- 前立腺は（直腸）の前方にあり、直腸から触れることができる。
- 前立腺の内部には（平滑筋）がみられる。
- 前立腺の導管は（尿道）に開口する。
- 前立腺からの分泌物は（弱アルカリ性）で（乳白色）を呈し、重炭酸塩や（亜鉛）、酸性フォスファターゼなどが含まれる。
- （尿道球腺）は前立腺の下方に（1）対ある。

（3）外生殖器

問題004：以下の空欄に言葉を入れて文章を完成させよ（図6-1）。

- 陰茎には無対の（尿道海綿体）と、1対の（陰茎海綿体）、合計（3）本の海綿体がある。
- 尿道海綿体の前端は膨大して（亀頭）を、後端は（尿道球）を形成する。
- 陰嚢の正中部には（縫線）がみられる。
- 陰嚢には（肉様膜）と呼ばれる平滑筋が発達し、陰嚢のシワを形成する。

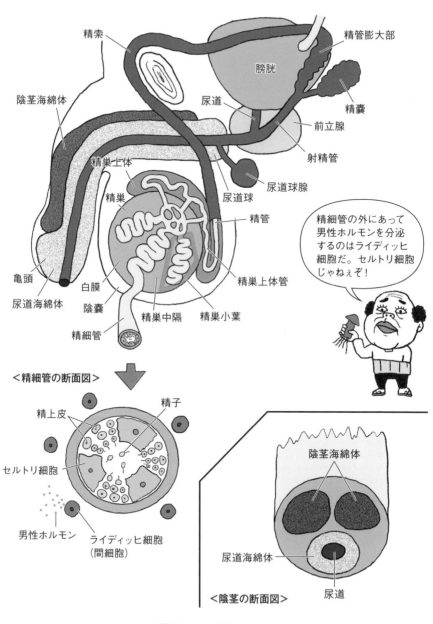

■図6-1　男性生殖器

2. 女性生殖器

(1) 卵巣

問題005：以下の空欄に言葉を入れて文章を完成させよ（図6-2）。

- 卵巣は（実質性臓器）である。
- 卵巣の内側は（固有卵巣索）によって子宮壁に繋がる。
- 卵巣の外側は（卵巣提索）によって骨盤壁に繋がる。
- 卵巣は全体を（腹膜）で覆われており、（卵巣間膜）は子宮広間膜に続く。
- 卵巣の中心部を（髄質）といい、卵巣門から入り込む血管などに富む。
- 卵巣の表層を（皮質）といい、（卵胞）、（黄体）、（白体）がみられる。

1）卵胞

問題006：卵胞に関して、以下の表を完成させよ（図6-2）。

原子卵胞	・（単層扁平上皮）で包まれる未熟な卵胞。
一次卵胞	・卵胞上皮が肥厚し（単層立方上皮）もしくは（単層円柱上皮）に包まれる卵胞。
二次卵胞	・卵胞上皮が単層から（重層）になった卵胞。
胞状卵胞	・二次卵胞の卵胞上皮がさらに増殖して卵胞に（内腔）ができたもの。 ・卵胞内の卵子は（透明帯）で囲まれる。 ・卵胞自体は（卵胞膜）で包まれる。 ・卵胞膜から（卵胞ホルモン（エストロゲン））が分泌される。
成熟卵胞 （グラーフ卵胞）	・胞状卵胞のうち、もっとも発育したもので直径（2）cmにも達する。 ・成熟卵胞になれなかったその他の胞状卵胞は（閉鎖卵胞）として退縮する。 ・破裂すると卵胞内の卵子が（腹腔）に放出され、これを（排卵）という。

2）赤体・黄体・白体

問題007：以下の空欄に言葉を入れて文章を完成させよ（図6-2）。

- 排卵後の卵胞は出血により赤く見える。これを（赤体）と呼ぶ。
- 赤体はその後、脂肪滴と黄色い色素に満たされ（黄体）となる。
- 黄体は（黄体ホルモン（プロゲステロン））を分泌する。
- 黄体ホルモンは黄体内の（ルテイン細胞）で産生される。
- 黄体は、卵子が受精し妊娠が成立すると（妊娠黄体）になるが、受精しなかった場合は退縮し（白体）となる。

（2）卵管

問題008：卵管に関して、以下の表を完成させよ（図6-2）。

（漏斗）	・卵管の先端が広がった部。 ・外側端は（卵管采）と呼ばれ、房状の突起が出る。排卵された卵子はここから卵管内に取り込まれる。 ・卵管は（腹膜腔）に開口する。
（卵管膨大部）	・漏斗に続く太い部で、（受精）が行われる。
（卵管峡部）	・卵管膨大部に続く細い部。
子宮部	・子宮壁中にある部。

（3）子宮

問題009：以下の空欄に言葉を入れて文章を完成させよ（図6-2）。

- 子宮の前方は（膀胱）に、後方は（直腸）に接する。
- 子宮体部の上縁は（子宮底部）と呼ばれる。
- 子宮の上2/3は（子宮体部）で（卵管）が開口する。
- 子宮の下1/3は（子宮頚部）で、その下端は（子宮腟部）という。
- 子宮は（前傾）・（前屈）の位置を取る。

1) 子宮広間膜

問題010：以下の空欄に言葉を入れて文章を完成させよ（図6-2）。

- 子宮の前後面を覆った腹膜は合わさり（子宮広間膜）を形成する。
- 子宮広間膜には（固有卵巣索）と（子宮円索）が含まれ、上縁には（卵管）が沿う。
- 子宮円索は男性の（精巣導帯）に相当し、（鼠径管）の中を走行する。

2) 子宮壁

問題011：子宮壁に関して、以下の表を完成させよ。

内膜（粘膜）	・（単層円柱上皮）に覆われ、（子宮腺）を形成する。
筋層	・（平滑筋）からなる。
外膜	・子宮底・子宮体の前後面のみ（漿膜）に包まれ、他は周囲の（結合組織）に移行する。

（4）膣

問題012：以下の空欄に言葉を入れて文章を完成させよ（図6-2）。

- 膣の前には（尿道）、後ろには（直腸）がある。
- 膣は（尿生殖隔膜）を貫き（膣前庭）に開口する。
- 膣の上部には（前膣円蓋）と（後膣円蓋）がみられる。
- 後膣円蓋は（ダグラス窩（直腸子宮窩））に接する。
- 膣粘膜は角化しない（重層扁平上皮）で覆われる。
- 膣の粘膜下には（平滑筋）がある。
- 膣前庭には（大前庭腺）が開口する。

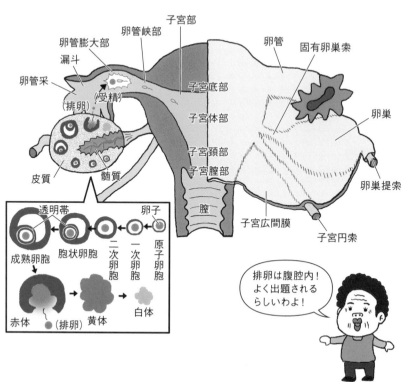

卵管膨大部

卵管峡部

子宮部

漏斗

卵管

固有卵巣索

卵管采

(受精)

(排卵)

子宮底部

子宮体部

皮質

髄質

子宮頸部

子宮腟部

卵巣

卵巣提索

腟

子宮広間膜

子宮円索

透明帯

卵子

成熟卵胞

胞状卵胞

二次卵胞

一次卵胞

原子卵胞

赤体

(排卵)

黄体

白体

排卵は腹腔内！
よく出題される
らしいわよ！

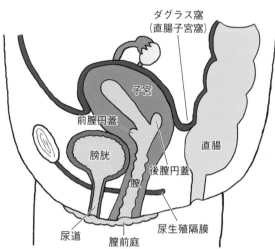

ダグラス窩
（直腸子宮窩）

子宮

前腟円蓋

膀胱

後腟円蓋

直腸

腟

尿道

腟前庭

尿生殖隔膜

■図6-2　女性生殖器

3. 受精と発生

（1）受精・卵割・着床

問題013：以下の空欄に言葉を入れて文章を完成させよ。

- 卵管膨大部で精子と卵子が出合い、受精が起こり（受精卵）が形成される。
- 受精卵は卵割しながら（桑実胚）になり（子宮）に達する。
- 桑実胚はさらに卵割を続け（胞胚（胚盤胞））になり（透明帯）が消失すると、子宮内膜に入り込む。
- 胞胚（胚盤胞）が子宮内膜に入り込む現象を（着床）といい、（妊娠）が始まる。

（2）胚葉の形成

問題014：以下の空欄に言葉を入れて文章を完成させよ。

- 胞胚（胚盤胞）の内部の細胞は最終的に胎児になる部で（胚）と呼ばれる。
- 胚からは、まず（外胚葉）、（内胚葉）の2層が生じ、遅れて（中胚葉）が生じる。
- 胚から様々な器官がつくられ、妊娠（8）週以後はこれを（胎児）と呼ぶ。

問題015：各胚葉から分化する組織・器官に関して、以下の表を完成させよ。

外胚葉	・皮膚（表皮・毛・爪・皮膚腺） ・神経系（脳・脊髄・末梢神経・副腎髄質） ・感覚器（視、聴、平衡、味、嗅覚器）
内胚葉	・消化器（胃・腸・肝臓・膵臓） ・呼吸器（喉頭・気管・気管支・肺） ・尿路（膀胱・尿道）
中胚葉	・骨格系（骨・軟骨・結合組織） ・筋系（横紋筋・平滑筋） ・循環系（心臓・血管・リンパ管・血液） ・泌尿生殖器系（腎臓・精巣・子宮・卵巣） ・その他（副腎皮質）

よく出るぜ

（3）胎盤

問題016：以下の空欄に言葉を入れて文章を完成させよ。

- 胎盤内の（絨毛）を介して母体の血液と胎児の血液の間の物質交換が行われる。
- 胎盤は直径15cmにも達し、中央には（臍帯）があり胎児と連絡する。
- （羊膜）は胎児と（羊水）を包む（外胚葉）由来の膜である。

第7章
内分泌系

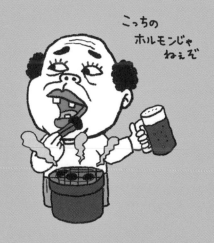

こっちの
ホルモンじゃ
ねぇぞ

DERUNII
TAMASHII NO
KAIBOUGAKU!

1. 内分泌器官

(1) 下垂体

問題001：以下の空欄に言葉を入れて文章を完成させよ（図7-1）。

- 下垂体は（間脳の前下部）に位置し、脳の下面から（漏斗）によってぶら下がっている。
- 下垂体は（トルコ鞍）に収まっている。
- 下垂体は発生学的に（腺性下垂体）と（神経性下垂体）に区分される。
- 腺性下垂体では（下垂体門脈系）が形成される。
- 下垂体門脈系は（視床下部）と（前葉）を連絡する。
- 腺性下垂体は（前葉）、（中間部）、隆起部に区分される。
- 前葉からは6種類の（前葉ホルモン）が分泌される。

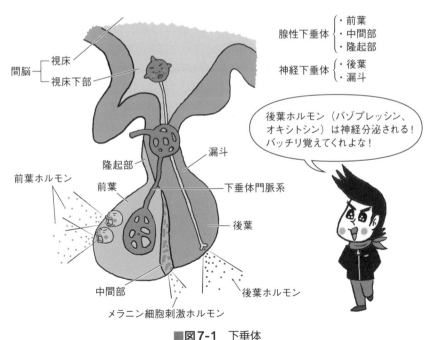

■図7-1　下垂体

- 前葉ホルモンには（成長ホルモン・プロラクチン・卵胞刺激ホルモン・黄体形成ホルモン・甲状腺刺激ホルモン・副腎皮質刺激ホルモン）がある。
- 前葉ホルモンの分泌は（視床下部）からの（放出ホルモン）と（抑制ホルモン）によって調節されている。
- 中間部には（濾胞）が集まり、（メラニン細胞刺激ホルモン）を分泌する。
- 神経性下垂体は（後葉）と（漏斗）に区分される。
- 後葉には（腺細胞）がないため、（視床下部）で生成された（後葉ホルモン）が下降し、後葉から分泌される。
- 後葉では神経細胞がホルモンを合成・分泌するが、これを（神経分泌）という。
- 後葉ホルモンには（オキシトシン、バゾプレッシン）がある。

（2）松果体

問題002：以下の空欄に言葉を入れて文章を完成させよ。
- 松果体は（視床上部）に属し、（間脳の背面）、（第3脳室中央）の後上壁に突出する（神経組織）からなる小体である。
- 松果体からは（メラトニン）が分泌される。
- 松果体は小児で発達が良く、加齢とともに（退行）する。

（3）甲状腺

問題003：以下の空欄に言葉を入れて文章を完成させよ（図7-2）。
- 甲状腺は（甲状軟骨の前下面）に位置する。
- 甲状腺は無数の（濾胞）の集まりである。
- 甲状腺の（濾胞細胞）からは（甲状腺ホルモン）が分泌される。
- 甲状腺の（傍濾胞細胞）からは（カルシトニン）が分泌される。

(4) 上皮小体（副甲状腺）

問題004：以下の空欄に言葉を入れて文章を完成させよ（図7-2）。

- 上皮小体（副甲状腺）は（甲状腺の背面）に、上下1対、合計（4）個ある。
- 上皮小体（副甲状腺）からは（パラソルモン）が分泌される。

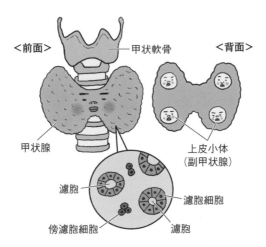

■**図7-2**　甲状腺・上皮小体（副甲状腺）

(5) 副腎

問題005：以下の空欄に言葉を入れて文章を完成させよ（図7-3）。

- 副腎は（腎臓の上部）に位置し、（皮質）と（髄質）に区分される。
- 副腎皮質は（中胚葉）から発生する。
- 副腎皮質は（球状帯）・（束状帯）・（網状帯）の3層に区分される。
- 球状帯からは主に（アルドステロン）が分泌される。
- 束状帯からは主に（コルチコステロン（コルチゾール））が分泌される。
- 網状帯からは（アンドロゲン（男性ホルモン））が分泌される。
- 副腎髄質は（外胚葉）から発生する。
- 副腎髄質は（クロム親和性細胞）と呼ばれる神経由来の細胞で構成される。
- 副腎髄質からは（ノルアドレナリン、アドレナリン）が分泌される。

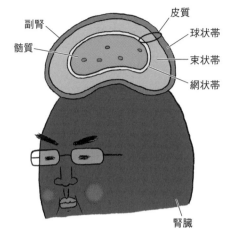

副腎　　　　　　　　皮質
　　　　　　　　　　球状帯
髄質　　　　　　　　束状帯
　　　　　　　　　　網状帯

腎臓

■図7-3　副腎

（6）膵臓

問題006：以下の空欄に言葉を入れて文章を完成させよ。

- 膵臓は膵液を分泌する外分泌細胞と、ホルモンを分泌する（ランゲルハンス島）から構成される。
- ランゲルハンス島のα細胞からは（グルカゴン）が、β細胞からは（インスリン）が、δ細胞からは（ソマトスタチン）が分泌される。

（7）性腺

問題007：以下の空欄に言葉を入れて文章を完成させよ。

- 精巣の（ライディッヒ細胞（間細胞））から（男性ホルモン（テストステロン））が分泌される。
- 卵巣の（卵胞膜）から（卵胞ホルモン（エストロゲン））が分泌される。
- 卵巣の（黄体）から（黄体ホルモン（プロゲステロン））が分泌される。
- 妊娠中には胎盤の（絨毛膜）から（性腺刺激ホルモン（HCG））が分泌される。

問題008：内分泌器官とホルモンに関して、以下の表を完成させよ。

内分泌器官	内分泌組織・細胞	ホルモン	主な作用
下垂体	前葉	（成長ホルモン）	成長促進、タンパク質の合成促進
		（プロラクチン）	乳腺発育、乳汁産生
		（甲状腺刺激ホルモン）	甲状腺H合成促進
		（副腎皮質刺激ホルモン）	副腎皮質H合成促進
		（卵胞刺激ホルモン）	卵胞発育促進、精子形成促進
		（黄体形成ホルモン）	排卵誘発、黄体形成、男性ホルモンの生成・分泌促進
	後葉	（オキシトシン）	射乳反射、子宮収縮
		（バゾプレッシン）	水の再吸収
松果体		（メラトニン）	催眠作用、概日リズム形成
甲状腺	濾胞細胞	（サイロキシン）	代謝促進
	傍濾胞細胞	（カルシトニン）	血中カルシウム濃度↓
上皮小体（副甲状腺）		（パラソルモン）	血中カルシウム濃度↑
副腎皮質	球状帯	（アルドステロン）	ナトリウムの再吸収
	束状帯	（コルチゾール）	糖新生、抗炎症
	網状帯	（アンドロゲン）	身体の男性化
副腎髄質	クロム親和性細胞	（アドレナリン）（ノルアドレナリン）	心拍数・血圧・代謝・血糖値↑
膵臓	ラ島　α細胞	（グルカゴン）	血糖値↑
	ラ島　β細胞	（インスリン）	血糖値↓
	ラ島　δ細胞	（ソマトスタチン）	インスリン、グルカゴンの分泌調節
精巣	ライディッヒ細胞（間細胞）	（テストステロン）	精子形成、男性の二次性徴発現
卵巣	卵胞膜細胞	（エストロゲン）	卵胞発育、女性の二次性徴発現
	黄体	（プロゲステロン）	妊娠の維持、体温上昇
胎盤	絨毛膜	（性腺刺激ホルモン）	妊娠黄体の維持

第**8**章
神経系

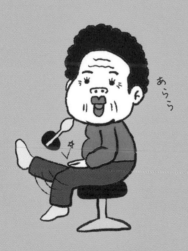

あらら

DERUNII
TAMASHII NO
KAIBOUGAKU!

1. 神経系の構成

問題001：以下の空欄に言葉を入れて文章を完成させよ。

- 中枢神経系は（脳）と（脊髄）で構成される。

- 中枢神経系以外の神経組織は（末梢神経系）と呼ばれる。

- 中枢神経系の灰色の部は（灰白質）で神経細胞の（細胞体）が多い。

- 中枢神経系の白色の部は（白質）で（神経線維）の集まりである。

- 白質の中で神経細胞の細胞体が塊をなす部を（神経核）と呼ぶ。

2. 中枢神経系

（1）脊髄

問題002：以下の空欄に言葉を入れて文章を完成させよ（図8-1）。

- 脊髄は（延髄）に続く部で、（脊柱管）の中に収まる。
- 脊髄は（頚髄・胸髄・腰髄・仙髄）に区分される。
- 脊髄の下端は（脊髄円錐）と呼ばれ、（L1～L2）の高さに終わる。
- 脊髄はH字形の（灰白質）の周りを（白質）が取り囲む構造をとる。
- 脊髄の中央には（中心管）という細い穴がある。
- 脊髄の正中部前方には（前正中裂）、後方には（後正中溝）がみられる。
- 灰白質の前方への突出部を（前角）、後方への突出部を（後角）と呼ぶ。
- 胸髄・腰髄（T1～L2）、仙髄（S2～S4）には（側角）がみられる。
- 前角には（運動神経の細胞体）が集まる。
- 後角には（感覚神経の軸索）が入る。
- 側角には（自律神経の細胞体）が集まる。
- 白質は（前索・側索・後索）に区分される。
- 白質には（伝導路）が存在する。

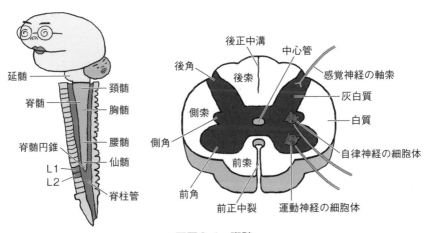

■図8-1　脊髄

(2) 延髄・橋

問題003：以下の空欄に言葉を入れて文章を完成させよ（図8-2）。

- 延髄の前面には（錐体）があり、その外側には（オリーブ）がある。
- 橋は腹側の（橋底部）と背側の（橋背部）に区分される。
- 延髄、橋、中脳を合わせて（脳幹）という。

(3) 中脳

問題004：以下の空欄に言葉を入れて文章を完成させよ（図8-2）。

- 中脳は腹側の（大脳脚）、中央部の（被蓋）、背側の（中脳蓋（四丘体））に区分される。
- 被蓋の背側を（中脳水道）が通る。
- 被蓋には（赤核）や（黒質）という錐体外路系の神経核が存在する。
- 四丘体は（上丘）と（下丘）からなる。

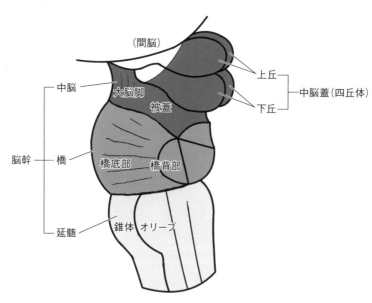

■図8-2　脳幹（延髄・橋・中脳）

(4) 間脳

問題005：以下の空欄に言葉を入れて文章を完成させよ（図8-3）。

- 間脳は（視床）と（視床下部）からなる。
- 間脳の後上方から（松果体）が突出する。
- 視床には（内側膝状体）と（外側膝状体）がある。
- 視床下部は（視床の下部）に位置し、（自律神経系）の最高中枢として働く。

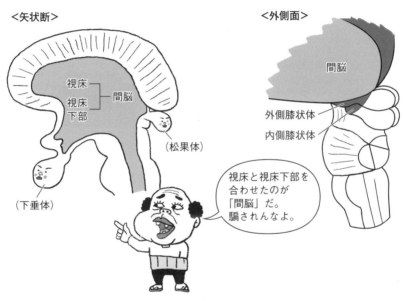

■図8-3 間脳（視床・視床下部）

(5) 小脳

問題006：以下の空欄に言葉を入れて文章を完成させよ（図8-4）。

- 小脳は大脳の（後下面）、橋と延髄の（背面）に位置する。
- 小脳は左右の（小脳半球）と、正中部の（虫部）に区分される。
- 小脳は（上・中・下小脳脚）でそれぞれ（中脳、橋、延髄）と連絡している。
- 小脳の表層は灰白質の（小脳皮質）、深部は白質の（小脳髄質）である。
- 小脳皮質には（プルキンエ細胞）がある。

- 小脳髄質には（歯状核）などの小脳核がある。
- 小脳は身体の（平衡機能）の調節に関わる。

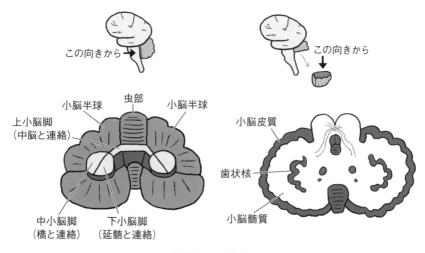

この向きから

この向きから

小脳半球　　虫部　　小脳半球

上小脳脚
（中脳と連絡）

小脳皮質

歯状核

中小脳脚　　下小脳脚
（橋と連絡）　（延髄と連絡）

小脳髄質

■図8-4　小脳

（6）大脳

問題007：以下の空欄に言葉を入れて文章を完成させよ。

- 大脳の表層は灰白質で（大脳皮質）と呼ばれる。
- 大脳の深層は白質で（神経線維）からなる。
- 白質の内部には（大脳基底核）と呼ばれる灰白質の塊がある。

1）大脳皮質

問題008：以下の空欄に言葉を入れて文章を完成させよ（図8-5）。

- 大脳は（大脳縦裂）によって左右の半球に分けられる。
- 大脳の表面にはシワがあり、隆起した部を（大脳回）、溝の部を（大脳溝）
  という。
- 大脳溝の中で特に深いものは（外側溝、中心溝、頭頂後頭溝）であり、これ
  らの溝によって（前頭葉、頭頂葉、後頭葉、側頭葉）に分けられる。
- 脳葉のうち（前頭葉）がもっとも広い。

問題009：大脳の領域野に関して、以下の表を完成させよ（図8-5）。

古皮質			• (嗅脳、帯状回、海馬) などからなる。 • 扁桃体とともに (大脳辺縁系) を形成する。
新皮質	運動野		• (前頭葉の中心前回) に存在する。
	体性感覚野		• (頭頂葉の中心後回) に存在する。
	特殊感覚野	視覚野	• (後頭葉) に存在する。
		聴覚野	• (側頭葉) の上部に存在する。
		味覚野	• (頭頂葉) で中心後回の最下部に存在する。
	連合野		• 運動野と感覚野を除く部で、(高次機能) を担っている。
	言語野	運動性言語中枢	• (ブローカの中枢) ともいう。 • (前頭葉) に存在する。
		感覚性言語中枢	• (ウエルニッケの中枢) ともいう。 • (側頭葉後部) に存在する。

※言語野は（左大脳半球（優位脳））に存在する。

2）大脳基底核

問題010：以下の空欄に言葉を入れて文章を完成させよ（図8-5）。

• 大脳基底核は（レンズ核、尾状核、前障、扁桃体）からなる。
• レンズ核は（被殻）と（淡蒼球）に分かれる。
• 尾状核と被殻を合わせて（線条体）と呼ぶ。
• 大脳基底核と中脳の黒質は（ドーパミン）を情報伝達に用いている。

3）大脳の白質

問題011：大脳の白質の神経線維に関して、以下の表を完成させよ（図8-5）。

（連合線維）	• 同一半球内を連絡する線維。
（交連線維）	• 左右の半球を連絡する線維。 • もっとも発達するものが（脳梁）である。
（投射線維）	• 大脳皮質と脳幹、小脳などを連絡する線維。 • 代表的なものは（内包）である。 • 内包は、（視床と大脳基底核）の間、（尾状核とレンズ核）の間を通る。

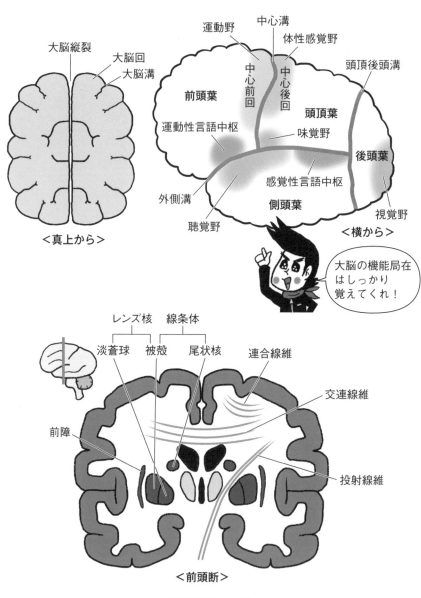

■図8-5 大脳

(7) 脳室系

問題012：以下の空欄に言葉を入れて文章を完成させよ（図8-6）。

- （側脳室）は大脳半球内に、左右1対ある。
- （第3脳室）は間脳に挟まれて存在する。
- （第4脳室）は橋・延髄・小脳に囲まれて存在する。
- 側脳室と第3脳室は（室間孔）を介して繋がっている。
- 第3脳室と第4脳室は（中脳水道）を介して繋がっている。
- 第4脳室の下端は脊髄の（中心管）に移行する。
- 第4脳室の（正中口）と（外側口）は（クモ膜下腔）に繋がる。
- 脳室の内面は（上衣細胞）の（単層立方上皮）に覆われる。
- 脳室内の（脈絡叢）から脳脊髄液が分泌される。

(8) 髄膜

問題013：髄膜に関して、以下の表を完成させよ（図8-6）。

（硬膜）	・最外層にある髄膜。 ・正中面では（大脳鎌）と呼ばれ、左右の大脳半球を仕切る。 ・水平方向に伸びる（小脳テント）は大脳と小脳を仕切る。
（クモ膜）	・硬膜の内側にある髄膜。 ・クモ膜と軟膜の間を（クモ膜下腔）といい、脳脊髄液で満たされる。
（軟膜）	・脳、脊髄の表面に密着する髄膜。

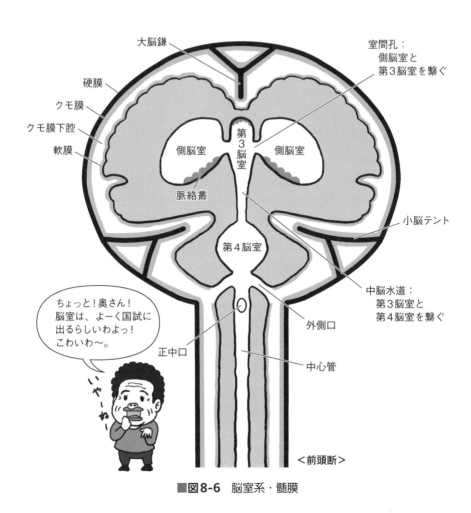

■図8-6　脳室系・髄膜

3. 伝導路

（1）下行性伝導路

1）錐体路

問題014：以下の空欄に言葉を入れて文章を完成させよ（図8-7）。

- 錐体路は（前頭葉）の（運動野（中心前回））に起こり、（内包）を通過し、中脳の（大脳脚）、延髄の（錐体）を下行する。
- 錐体路の線維のほとんどは延髄下端の（錐体交叉）で反対側の（脊髄側索）を下行する。
- 最終的に錐体路は脊髄の（前角細胞）に終わる。

2）錐体外路

問題015：以下の空欄に言葉を入れて文章を完成させよ。

- 赤核脊髄路、視蓋脊髄路、網様体脊髄路、前庭脊髄路、オリーブ脊髄路などは（錐体外路）と呼ばれる。

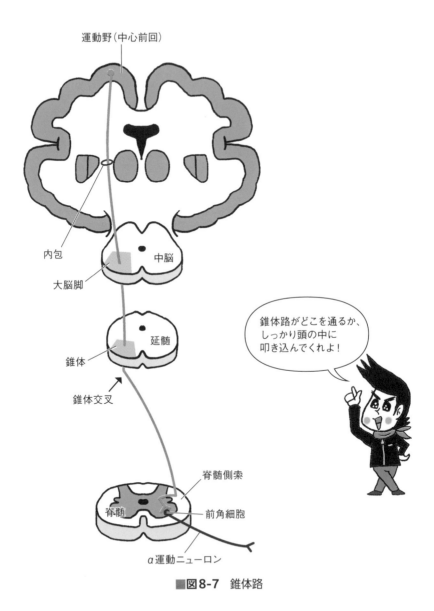

■図8-7　錐体路

（2）上行性伝導路

1）体性感覚伝導路

①脊髄視床路

問題016：以下の空欄に言葉を入れて文章を完成させよ（図8-8）。

- 脊髄視床路は（外側）脊髄視床路と（前）脊髄視床路に分けられる。
- 外側脊髄視床路は（痛覚）と（温度覚）を伝える伝導路で、脊髄の（側索）を上行する。
- 前脊髄視床路は、（粗大な触圧覚）を伝える伝導路で、脊髄の（前索）を上行する。
- 1次ニューロンは脊髄の（後角）に入る。
- 2次ニューロンはすぐに交叉し、対側の脊髄を上行して（視床）に至る。
- 3次ニューロンは（内包）を通り、大脳皮質の（中心後回）にある（体性感覚野）に投射する。

②後索路

問題017：以下の空欄に言葉を入れて文章を完成させよ（図8-8）。

- 後索路は（深部感覚）や（精密な触圧覚）を伝える伝導路である。
- 1次ニューロンは脊髄に入ると、同側の（後索）を上行し、延髄の（後索核）に至る。
- 2次ニューロンは延髄で交叉して、対側の（内側毛帯）を上行し、（視床）に至る。
- 3次ニューロンは（内包）を通り、大脳皮質の（中心後回）にある（体性感覚野）に投射する。

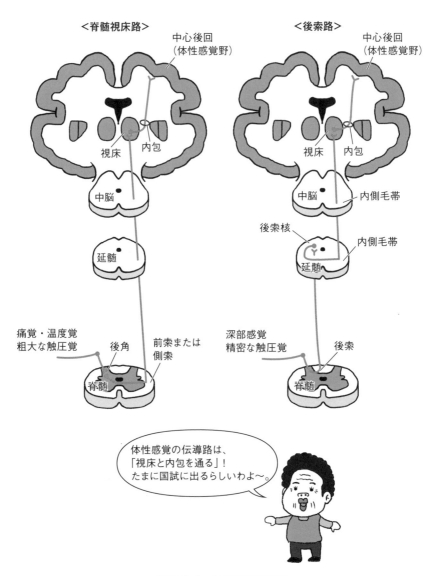

■図8-8　体性感覚伝導路

2）視覚伝導路

問題018：以下の空欄に言葉を入れて文章を完成させよ（図8-9）。

- 眼球を出た視神経は頭蓋内で（視神経交叉）を経て（視索）となり、視床の（外側膝状体）に終わる。
- 外側膝状体のニューロンは大脳皮質の（視覚野）に投射する。
- 視索線維の一部は中脳の（上丘）に送られる。

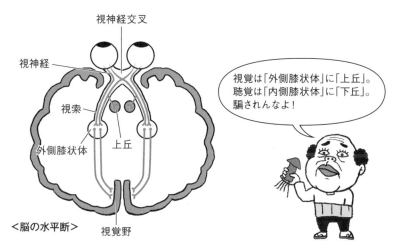

視覚は「外側膝状体」に「上丘」。
聴覚は「内側膝状体」に「下丘」。
騙されんなよ！

＜脳の水平断＞

■**図8-9** 視覚伝導路

3）聴覚伝導路

問題019：以下の空欄に言葉を入れて文章を完成させよ（図8-10）。

- 蝸牛から出た蝸牛神経は延髄の（蝸牛神経核）に終わる。
- 蝸牛神経核からのニューロンは対側に交叉し、中脳の（下丘）に至る。
- 下丘からのニューロンは視床の（内側膝状体）を経て、大脳皮質の（聴覚野）に投射する。

4）味覚伝導路

問題020：以下の空欄に言葉を入れて文章を完成させよ（図8-11）。

- 味蕾で受容された味覚情報は（顔面神経）、（舌咽神経）、（迷走神経）によって延髄の（孤束核）に入る。

・孤束核からのニューロンは（視床）を経て、大脳皮質の（味覚野）に投射する。

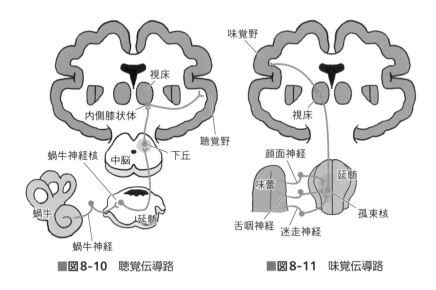

■図8-10　聴覚伝導路　　　　　　■図8-11　味覚伝導路

5）嗅覚伝導路

問題021：以下の空欄に言葉を入れて文章を完成させよ。

・鼻粘膜で受容された嗅覚情報は（視床）を経ず、大脳皮質の（嗅覚野）に投射する。

4. 末梢神経系

（1）脳神経

問題022：脳神経の機能に関して、以下の表を完成させよ。

脳神経	種類	機　能	詳　　　　細
Ⅰ嗅神経	感覚	（嗅覚）	
Ⅱ視神経	感覚	（視覚）	
Ⅲ動眼神経	運動	（眼球運動） （瞼の運動）	• （上直筋・内側直筋・下直筋・下斜筋）を支配。 • （上眼瞼挙筋）を支配。
	自律	（縮瞳）	• （毛様体神経節）を経る。 • （瞳孔括約筋・毛様体筋）を支配。
Ⅳ滑車神経	運動	（眼球運動）	• （上斜筋）を支配。
Ⅴ三叉神経	感覚	（顔面感覚）	• 顔面の（皮膚・粘膜・歯・舌）の感覚を伝える。
	運動	（咀嚼運動）	• （咀嚼筋）を支配。⇒下顎神経
Ⅵ外転神経	運動	（眼球運動）	• （外側直筋）を支配。
Ⅶ顔面神経	感覚	（味覚）	• （舌の前2/3）の味覚を伝える。⇒鼓索神経
	運動	（表情運動）	• （後頭筋・後耳介筋・顎二腹筋後腹・茎突舌骨筋）を支配。 • （表情筋）、（広頸筋）を支配。 • （アブミ骨筋）を支配。
	自律	（腺分泌）	• （顎下腺・舌下腺）を支配。⇒鼓索神経 • （涙液）の分泌。 • 鼻水の分泌。
Ⅷ内耳神経	感覚	（聴覚） （平衡覚）	• （蝸牛）からの聴覚を伝える。⇒蝸牛神経 • 前庭・半規管からの平衡覚を伝える。⇒前庭神経
Ⅸ舌咽神経	感覚	（味覚） （舌の感覚） （咽頭の感覚）	• （舌の後1/3）の味覚を伝える。 • 舌根の感覚を伝える。
	運動	（嚥下運動）	• （咽頭筋）を支配。
	自律	（唾液分泌）	• （耳下腺）を支配。
Ⅹ迷走神経	感覚	（外耳の感覚） （咽頭の感覚）	
	運動	（発声）	• （声帯筋）を含む喉頭筋を支配。
	自律	（内臓運動） （消化液分泌） （内臓感覚）	• 咽頭・喉頭・胸腹部の内臓機能を司る。 • 咽頭・喉頭・胸腹部の内臓感覚を伝える。
Ⅺ副神経	運動	（頸部の運動）	• （胸鎖乳突筋・僧帽筋）を支配。
Ⅻ舌下神経	運動	（舌の運動）	• （舌筋）を支配。

問題023：脳神経の解剖に関して、以下の表を完成させよ（図8-12）。

脳神経	解剖学的特徴	出入りする部
Ⅰ嗅神経	・頭蓋底の（篩板）を貫く。	大脳（古皮質）
Ⅱ視神経	・（視神経管）を通る。	間脳（視床）
Ⅲ動眼神経	・（上眼窩裂）を通る。	（中脳）
Ⅳ滑車神経	・（上眼窩裂）を通る。	
Ⅴ三叉神経	・（眼神経・上顎神経・下顎神経）に分かれる。 ・眼神経は（上眼窩裂）を通る。 ・上顎神経は（正円孔）を通る。 ・下顎神経は（卵円孔）を通り（舌神経）という枝を出す。	（橋）
Ⅵ外転神経	・（上眼窩裂）を通る。	
Ⅶ顔面神経	・運動神経線維は（内耳孔）から（顔面神経管）に入り、（茎乳突孔）から出る。 ・（耳下腺）を貫く。 ・（鼓索神経）という枝を出す。	
Ⅷ内耳神経	・聴覚を伝える（蝸牛神経）と平衡覚を伝える（前庭神経）から構成される。 ・蝸牛神経と前庭神経は（内耳道底）で合流する。	
Ⅸ舌咽神経	・（頚静脈孔）を通る。	（延髄）
Ⅹ迷走神経	・（頚静脈孔）を通る。 ・（横隔膜）を貫き腹腔に入る。	
Ⅺ副神経	・（頚静脈孔）を通る。	
Ⅻ舌下神経	・（舌下神経管）を通る。	

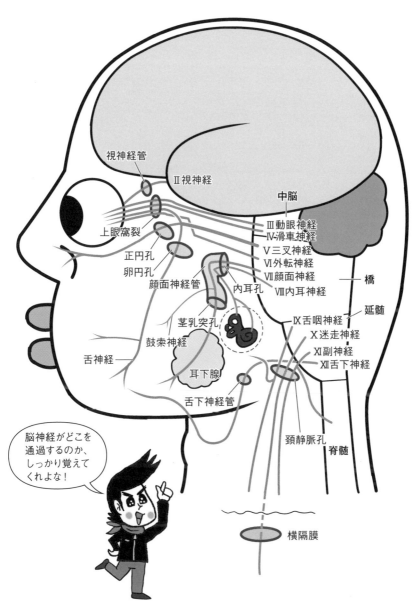

視神経管

Ⅱ視神経

中脳

上眼窩裂

Ⅲ動眼神経
Ⅳ滑車神経
Ⅴ三叉神経
Ⅵ外転神経
Ⅶ顔面神経
Ⅷ内耳神経

橋

正円孔
卵円孔

顔面神経管

内耳孔

延髄

茎乳突孔

Ⅸ舌咽神経
Ⅹ迷走神経
Ⅺ副神経
Ⅻ舌下神経

鼓索神経

舌神経

耳下腺

舌下神経管

頚静脈孔

脊髄

脳神経がどこを
通過するのか、
しっかり覚えて
くれよな！

横隔膜

■図8-12　脳神経

問題024：脳神経における主な神経節に関して、以下の表を完成させよ。

脳神経	自律神経節	感覚神経節
Ⅲ 動眼神経	（毛様体神経節）	
Ⅴ 三叉神経		（半月神経節）
Ⅶ 顔面神経	（顎下神経節・翼口蓋神経節）	（膝神経節）
Ⅸ 舌咽神経	（耳神経節）	（上・下神経節）
Ⅹ 迷走神経		（上・下神経節）

問題025：脳神経の機能に関して、以下の表を完成させよ。

感覚性の線維のみ	（Ⅰ嗅神経・Ⅱ視神経・Ⅷ内耳神経）
運動性の線維のみ	（Ⅳ滑車神経・Ⅵ外転神経・Ⅺ副神経・Ⅻ舌下神経）
副交感性の線維を含む	（Ⅲ動眼神経・Ⅶ顔面神経・Ⅸ舌咽神経・Ⅹ迷走神経）

（2）脊髄神経

1）脊髄神経総論

問題026：以下の空欄に言葉を入れて文章を完成させよ（図8-13）。

- 脊髄神経は頚神経（8）対、胸神経（12）対、腰神経（5）対、仙骨神経（5）対、尾骨神経（1）対の合計（31）対からなる。
- 第1頚神経は（後頭骨と第1頚椎）の間から出る。
- 第8頚神経は（第7頚椎と第1胸椎）の間から出る。
- 胸神経以下では同じ番号の脊椎の（下）から神経が出る。

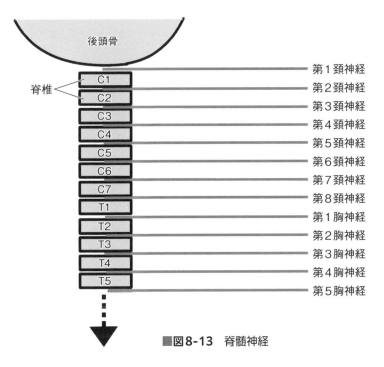

■図8-13　脊髄神経

2）前根と後根・前枝と後枝

問題027：以下の空欄に言葉を入れて文章を完成させよ（図8-14）。

- 前根には（運動神経）と（自律神経）の節前神経の線維が通る。

- 後根には（感覚神経）の線維が通る。

- 運動神経の細胞体は脊髄の（前角）にある。

- 感覚神経の細胞体は（後根）の途中にあり、この部を（脊髄神経節）という。

- 前枝は体幹の（腹側）の体壁・上肢・下肢の筋や皮膚に分布する。

- 後枝は体幹の（背側）にある固有背筋や皮膚に分布する。

- ヒトの場合、前枝の方が後枝よりも（長）く、（太）い。

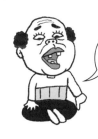

運動神経、自律神経遠心性線維は
前根から出る。
感覚神経は後根から入る。
騙されんなよ！

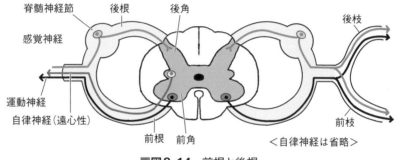

■図8-14　前根と後根

3）神経叢とデルマトーム

問題028：以下の空欄に言葉を入れて文章を完成させよ。

* 脊髄神経の神経線維が網目状に入り組んだ部分を（神経叢）という。
* 神経叢には（頚神経叢・腕神経叢・腰神経叢・仙骨神経叢）がある。
* 脊髄神経が分布する皮膚領域を（デルマトーム）という。

問題029：主なデルマトームに関して、以下の表を完成させよ。

C2	（後頭部）
C3	（頚部）
C4	（鎖骨部）
C5	（上腕外側）
C6	（母指）
C7	（中指）
C8	（小指）
T1	（上腕内側）
T4	（乳頭）
T6〜7	（剣状突起）
T10	（臍部）
L1	（鼠径溝）
L4	（母趾）
L5	（第3趾）
S1	（第5趾）
S2	（大腿後面）
S2〜3	（陰茎部）
S5	（肛門）

4）脊髄神経各論

問題030：脊髄神経に関して、以下の表を完成させよ。

頚神経	前枝	・C1〜4は（頚神経叢）をつくる。 ・皮枝は（後頭部・頚部・鎖骨上部）に分布。 ・筋枝（C1〜3）は（頚神経ワナ）を形成する。 ・筋枝（C4）は（横隔神経）として横隔膜を支配。 ・C5〜8は（腕神経叢）をつくる。
	後枝	・C1の後枝は（後頭下神経）になる。 ・C2の後枝は（大後頭神経）になる。
胸神経	前枝	・T1〜11は（肋間神経）になる。 ・T12は（肋下神経）になる。
	後枝	・背部の筋や皮膚に分布。
腰神経	前枝	・L1〜4は（腰神経叢）をつくる。 ・鼠径部、大腿内側〜前面の筋や皮膚に分布。 ・L4〜5は（腰仙骨神経幹）を構成し、仙骨神経叢に合流。
	後枝	・腰部の皮膚と筋に分布。 ・L1〜3の皮枝は（上殿皮神経）となる。
仙骨神経	前枝	・（仙骨神経叢）をつくる。 ・S2〜4は（陰部神経）になる。
	後枝	・S1〜3の皮枝は（中殿皮神経）となる。

問題031：神経叢に関して、以下の表を完成させよ。

神経叢	主な枝
頚神経叢	（小後頭神経、大耳介神経、頚横神経、鎖骨上神経、頚神経ワナ、横隔神経）
腕神経叢	鎖骨上部：（肩甲背神経、長胸神経、鎖骨下筋神経、肩甲上神経） 鎖骨下部：（外側胸筋神経、内側胸筋神経、筋皮神経、正中神経、尺骨神経、肩甲下神経、胸背神経、腋窩神経、橈骨神経）
腰神経叢	（陰部大腿神経、大腿神経、閉鎖神経）
仙骨神経叢	（上殿神経、下殿神経、坐骨神経）

（3）自律神経

問題032：以下の空欄に言葉を入れて文章を完成させよ。

- 中枢神経から出た自律神経は途中で（シナプス）を形成する。
- 自律神経のシナプスが存在する部を（自律神経節）という。
- 中枢神経にある神経細胞を（節前ニューロン）、神経節にある神経細胞を（節後ニューロン）という。
- 交感神経の節前ニューロンは（胸髄・腰髄）の（側角）に起始する。
- 交感神経は（腹腔神経節・上腸間膜動脈神経節・下腸間膜動脈神経節）をつくる。
- 副交感神経の節前ニューロンは、脳幹の（神経核）と仙髄の（側角）に起始する。
- 副交感神経は一部の（脳神経）と（仙骨神経）（S2〜S4）の中に混入して走行する。

第**9**章
感覚器系

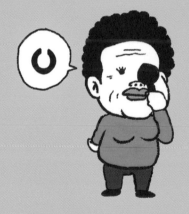

DERUNII
TAMASHII NO
KAIBOUGAKU!

1. 視覚器

（1）眼球

問題001：以下の空欄に言葉を入れて文章を完成させよ（図9-1）。

- 眼球は（眼窩）の中に収まっている。
- 眼球の前面は（眼瞼^{がんけん}）によって保護され、後端は（視神経）があり脳と接続
する。
- 眼球の周囲には（眼窩脂肪体）がある。

問題002：眼球に関して、以下の表を完成させよ（図9-1）。

眼球壁	外膜	（強膜）
		（角膜）
	中膜（ぶどう膜）	（虹彩^{こうさい}）
		（毛様体）
		（脈絡膜^{みゃくらくまく}）
	内膜	（網膜^{もうまく}）
眼球内部の組織	（水晶体）	
	（硝子体^{しょうしたい}）	
	（眼房^{がんぼう}）	

1）眼球壁
①外膜
問題003：以下の空欄に言葉を入れて文章を完成させよ（図9-1）。

- 外膜は（強膜）と（角膜）で構成される。
- 強膜は強靱な（線維性結合組織）でできている。
- 角膜は（重層扁平上皮）の角膜上皮で覆われる。
- 角膜には（血管）がないため眼房水から栄養の供給を受ける。
- 角膜からの痛覚は（三叉神経（眼神経））が伝える。

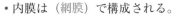

②中膜（ぶどう膜）

問題004：以下の空欄に言葉を入れて文章を完成させよ（図9-1）。

- 中膜（ぶどう膜）は（虹彩）、（毛様体）、（脈絡膜）から構成される。
- 虹彩は水晶体の（前方）に位置する。
- 虹彩の内部には（瞳孔括約筋）と（瞳孔散大筋）という（平滑筋）が存在する。
- 瞳孔括約筋は（副交感神経（動眼神経））に支配される。
- 瞳孔散大筋は（交感神経）に支配される。
- 虹彩は眼球に入る（光量）を調節する。
- 毛様体は脈絡膜の（前方）に続く。
- （毛様体小帯）は水晶体を支える。
- （毛様体筋）は水晶体の膨らみを調節し、（焦点）の位置を変える。
- 脈絡膜は強膜の内側にあり、（メラニン色素細胞）と血管に富む。

③内膜

問題005：以下の空欄に言葉を入れて文章を完成させよ（図9-1）。

- 内膜は（網膜）で構成される。
- 網膜は（神経層）と（色素上皮層）からなる。
- 神経層は（視細胞層・双極細胞層・視神経細胞層）からなる。
- 視神経が出ていく部は（視神経円板（視神経乳頭））で光を感じない。
- 視神経円板の外側に（黄斑）があり、その中心は（中心窩）でもっとも視力が良い部である。
- 視細胞には（錐体）と（杆体）があり、光を受容するのは（外節）と呼ばれる部である。
- 錐体は（中心窩の付近）に存在し、（色覚）に関与する。
- 杆体は（明暗）の識別に関与する。

2）眼球内部の組織

①水晶体

問題006：以下の空欄に言葉を入れて文章を完成させよ（図9-1）。

- 水晶体は角膜とともに（光の屈折）に関与する。
- 水晶体が白濁すると（白内障<ruby>白内障<rt>はくないしょう</rt></ruby>）になる。

②硝子体

問題007：以下の空欄に言葉を入れて文章を完成させよ（図9-1）。

- 硝子体は（眼球の形）を保つ。

③眼房

問題008：以下の空欄に言葉を入れて文章を完成させよ（図9-1）。

- 角膜と虹彩の間を（前眼房<ruby>前眼房<rt>ぜんがんぼう</rt></ruby>）、虹彩と水晶体の間を（後眼房<ruby>後眼房<rt>こうがんぼう</rt></ruby>）といい（眼房<ruby>眼房<rt>がんぼう</rt></ruby>水<ruby>水<rt>すい</rt></ruby>）で満たされる。
- 眼房水は（毛様体）から分泌され、後眼房、瞳孔、前眼房へと流れる。
- 眼房水は角膜と強膜の境界部の（強膜静脈洞（シュレム管））に吸収される。
- 眼房水の循環障害によって（緑内障）が起こる。

3）眼底

問題009：以下の空欄に言葉を入れて文章を完成させよ。

- 網膜の後方部の内面を（眼底）という。
- （網膜中心動・静脈）が走る。

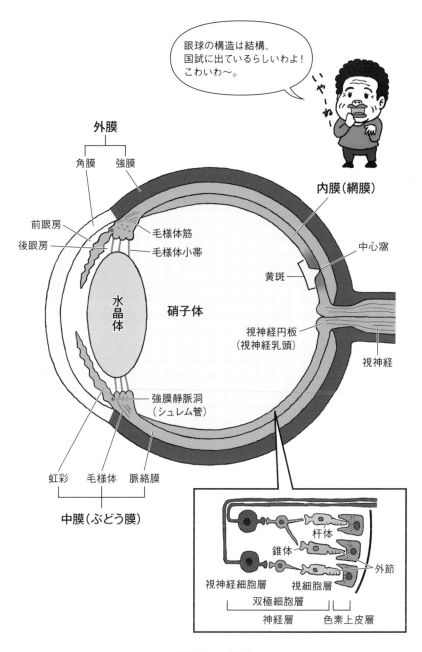

眼球の構造は結構、
国試に出ているらしいわよ！
こわいわ〜。

外膜

角膜　強膜

内膜（網膜）

前眼房

後眼房

毛様体筋

毛様体小帯

中心窩

黄斑

水晶体

硝子体

視神経円板
（視神経乳頭）

視神経

強膜静脈洞
（シュレム管）

虹彩　毛様体　脈絡膜

中膜（ぶどう膜）

杆体

錐体

外節

視神経細胞層　視細胞層

双極細胞層

神経層　色素上皮層

■**図9-1**　眼球

2. 平衡聴覚器

(1) 外耳

問題010：以下の空欄に言葉を入れて文章を完成させよ（図9-2）。

- 外耳は（耳介）と（外耳道）からなる。
- 外耳は（耳介軟骨）を基盤とし、数個の（耳介筋）が付着する。
- 耳介の下部には（耳垂）が下がる。
- 外耳道の外側1/3の壁は（軟骨）で、内側2/3の壁は（骨）でできている。
- 外耳道には（アポクリン汗腺）がある。

(2) 中耳

問題011：以下の空欄に言葉を入れて文章を完成させよ（図9-2）。

- 中耳は（鼓膜）、（鼓室）、（耳管）からなる。
- 鼓膜は（外耳）と（中耳）を境する。
- 鼓膜の中央部を（鼓膜臍）という。
- 鼓室からは（耳管）が出ており（咽頭）に通じている。
- 鼓室には（ツチ骨・キヌタ骨・アブミ骨）という耳小骨があり、鼓膜と（内耳）を連絡する。
- 耳小骨には鼓膜張筋やアブミ骨筋といった（耳小骨筋）が付着する。

(3) 内耳

問題012：以下の空欄に言葉を入れて文章を完成させよ（図9-2）。

- 内耳は（骨迷路）と（膜迷路）からなり、（側頭骨）の中にある。
- 骨迷路と膜迷路の間は（外リンパ）で満たされる。
- 膜迷路の内部は（内リンパ）で満たされる。
- 迷路は（蝸牛・前庭・半規管）からなる。

1）蝸牛

問題013：以下の空欄に言葉を入れて文章を完成させよ（図9-2）。

- 蝸牛は、蝸牛軸を（ラセン管）が巻き付く構造をとる。
- ラセン管は（前庭階・蝸牛管・鼓室階）の3階構造をとる。
- 蝸牛管の上皮細胞は（ラセン器（コルチ器））を形成し音を感受する。
- ラセン器（コルチ器）は（有毛細胞）と支持細胞から構成される。

2）前庭

問題014：以下の空欄に言葉を入れて文章を完成させよ（図9-2）。

- 前庭には膜迷路に属する（球形嚢）と（卵形嚢）がある。
- 球形嚢と卵形嚢の内面にある（平衡斑）には（有毛細胞）が並ぶ。
- （平衡砂）をのせたゼリー状の（平衡砂膜）は有毛細胞の表面を覆う。
- 球形嚢は身体の（垂直）方向の加速を感受する。
- 卵形嚢は身体の（水平）方向の加速を感受する。

3）半規管

問題015：以下の空欄に言葉を入れて文章を完成させよ（図9-2）。

- 半規管は前半規管・後半規管・外側半規管の（3）つからなる。
- 各半規管の（膨大部）にある（膨大部稜）には（有毛細胞）があり、身体の（回転運動）を検出する。

よく
出るぜ

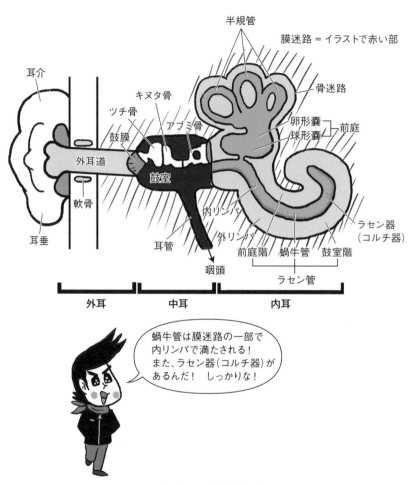

■図9-2　平衡聴覚器

3. 味覚器・嗅覚器

問題016：以下の空欄に言葉を入れて文章を完成させよ。

・味覚の受容器は舌の表面にある（味蕾）である。

・鼻腔の天井に（嗅上皮）が存在する。

・嗅上皮は（嗅細胞）と支持細胞から構成される。

・嗅細胞の軸索は（嗅神経）となり（嗅球）に達する。

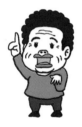

第**10**章
運動器系（骨）

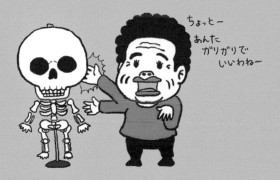

DERUNII
TAMASHII NO
KAIBOUGAKU!

1. 骨格系の総論

1）骨の形状

問題001：骨の形状に関して、以下の表を完成させよ。

長骨	長く伸びた管状の骨	（大腿骨、腓骨、脛骨、上腕骨、橈骨、尺骨、中手骨）など
短骨	サイコロ状の骨	（手根骨、足根骨、椎骨）など
扁平骨	板状の骨	（頭頂骨、前頭骨、後頭骨、肩甲骨、胸骨、肋骨）など
含気骨	内部に空洞を持つ骨	（前頭骨、上顎骨、篩骨、蝶形骨、側頭骨）など

2）骨の連結

問題002：骨の連結に関して、以下の表を完成させよ。

線維性の連結	（靭帯結合、縫合、釘植）がある。
軟骨性の連結	（軟骨結合、線維軟骨結合）がある。
骨膜性の連結	一般の（関節）

3）関節の種類

問題003：関節の種類に関して、以下の表を完成させよ。

関節の種類	該当する関節	運動軸
球関節	（肩関節、腕橈関節）	多軸性
臼関節	（股関節）	多軸性
蝶番関節	（腕尺関節、指節間関節）	1軸性
ラセン関節	（距腿関節）	1軸性
車軸関節	（正中環軸関節、上橈尺関節）	1軸性
楕円関節	（環椎後頭関節、橈骨手根関節）	2軸性
顆状関節	（中手指節関節、膝関節）	2軸性
鞍関節	（母指の手根中手関節）	2軸性
平面関節	（椎間関節）	
半関節	（手根間関節、仙腸関節）	

よく
出るぜ

2. 脊柱

（1）脊柱の構成

問題004：以下の空欄に数字を入れて文章を完成させよ。

- 成人の脊柱は頸椎（7）個、胸椎（12）個、腰椎（5）個、仙骨（1）個、尾骨（1）個、合計（26）個の椎骨からなる。

1）椎骨の基本形

問題005：以下の空欄に言葉を入れて文章を完成させよ（図10-1）。

- 椎骨は基本的に（椎体）と（椎弓）からなる。
- 椎体と椎弓に囲まれた空間を（椎孔）という。
- 椎骨からは（棘突起）が1つ、（横突起）が2つ、（上関節突起）が2つ、（下関節突起）が2つ、合計（7）つの突起が出る。
- 椎弓の基部には（上・下椎切痕）がみられる。

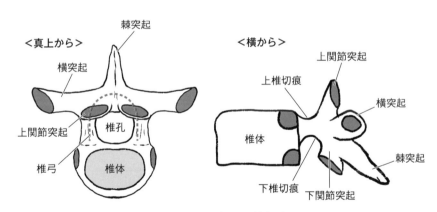

■図10-1 椎骨の基本形

2）椎骨の連結

問題006：椎骨の連結に関して、以下の表を完成させよ（図10-2）。

椎間円板	・椎体と椎体の間を（軟骨性結合）させる。 ・椎間円板は何重もの（線維輪）が（髄核）を包む構造をとる。 ・髄核の80%は（水）である。
椎間関節	・上位椎骨の（下関節突起）と下位椎骨の（上関節突起）で形成される。
靱帯	・椎体と椎間円板の間には（前・後縦靱帯）があり、椎体を縦に連結する。 ・椎弓の間には（黄色靱帯）が連結する。 ・棘突起間は（棘間靱帯）で結ばれる。 ・棘突起の先端を縦に結ぶ靱帯を（棘上靱帯）という。 ・棘上靱帯は頚部で広がり肥厚し、（項靱帯）と呼ばれる。

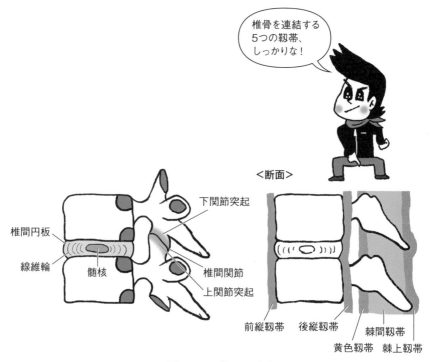

椎骨を連結する
5つの靱帯、
しっかりな！

<断面>

椎間円板
線維輪　　髄核
下関節突起
椎間関節
上関節突起

前縦靱帯　後縦靱帯　棘間靱帯
黄色靱帯　棘上靱帯

■**図10-2　椎骨の連結**

（2）各椎骨

1）頚椎

問題007：以下の空欄に言葉を入れて文章を完成させよ（図10-3）。

- （横突孔）がみられる。
- C1〜6の横突孔には（椎骨動脈）が通る。
- 脊髄神経溝には（頚神経）が通過する。
- 横突起先端には（前結節）と（後結節）が突出する。
- C1は（環椎）、C2は（軸椎）、C7は（隆椎）と呼ばれる。
- 環椎は（椎体）を欠くリング状の椎骨である。
- 軸椎は（歯突起）を持ち、環椎と（正中環軸関節）をつくる。
- 後頭骨と環椎でつくる関節（環椎後頭関節）は頭部を前後に（屈伸）させる。

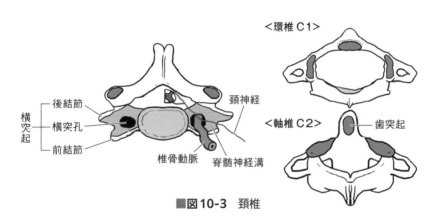

■図10-3　頚椎

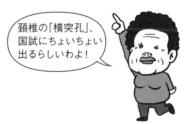

頚椎の「横突孔」、国試にちょいちょい出るらしいわよ！

137

2）胸椎

問題008：以下の空欄に言葉を入れて文章を完成させよ（図10-4）。

- 胸椎は（胸郭）の構成成分である。
- 胸椎の（肋骨窩）と（横突肋骨窩）は肋骨と関節をつくる。

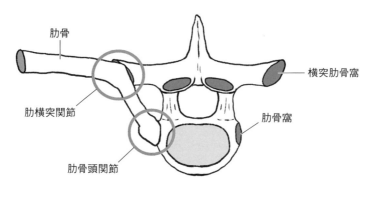

■図10-4　胸椎

3）腰椎

問題009：以下の空欄に言葉を入れて文章を完成させよ（図10-5）。

- 腰椎の椎体は（太）くて（大）きい。
- 腰椎には肋骨が癒合し、横突起に見える（肋骨突起）、本来の横突起である（副突起）、筋の付着部として盛り上がる（乳頭突起）がある。

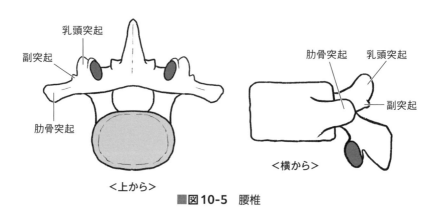

■図10-5　腰椎

4）仙椎（仙骨）

問題010：以下の空欄に言葉を入れて文章を完成させよ（図10-6）。

- 仙骨上面を（仙骨底）といい、その前端は（岬角）と呼ばれる。
- 仙椎の各椎体が癒合した結合部は（横線）、癒合した棘突起は（正中仙骨稜）、癒合した椎間関節は（中間仙骨稜）を、癒合した椎孔は（仙骨管）をそれぞれ形成する。
- 仙骨前面の仙椎間には（前仙骨孔）、仙骨後面の仙椎間には（後仙骨孔）が各4対できる。
- 仙骨の外側面には（耳状面）があり、腸骨と（仙腸関節）をつくる。

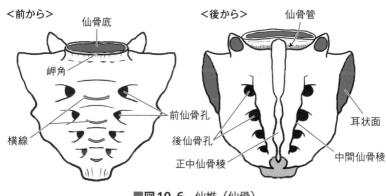

■図10-6　仙椎（仙骨）

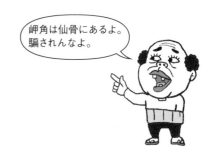

岬角は仙骨にあるよ。
騙されんなよ。

（3）脊柱の弯曲

問題011：以下の空欄に言葉を入れて文章を完成させよ（図10-7）。

- 頚椎は（前弯）、胸椎は（後弯）、腰椎は（前弯）、仙椎は（後弯）する。
- 胎児にみられる脊柱の後弯を（一次弯曲）という。
- 生後、成長に従ってみられる頚椎と腰椎の前弯を（二次弯曲）という。

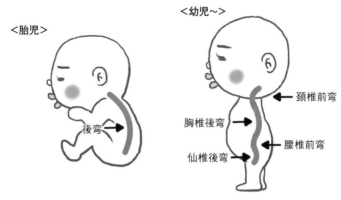

■図10-7　弯曲

3. 胸郭

よく出るぜ

1）胸骨

問題012：以下の空欄に言葉を入れて文章を完成させよ（図10-8）。

- 胸骨は（胸骨柄・胸骨体・剣状突起）の3部からなる。
- 胸骨柄上縁の切込みは（頚切痕）で、体表からも確認できる。
- 頚切痕の両側には鎖骨と関節をつくる（鎖骨切痕）がある。
- 胸骨体の両縁には肋骨と関節をつくる（肋骨切痕）がある。
- 胸骨柄と胸骨体がつくる前方への突出を（胸骨角）という。
- 胸骨角には（第2肋骨）の肋軟骨が連結する。

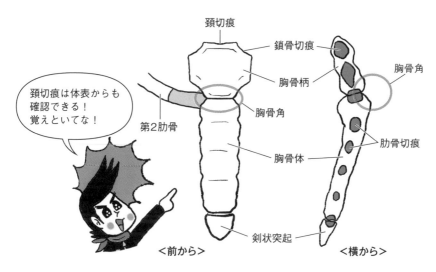

■図10-8　胸骨

141

2）肋骨

問題013：以下の空欄に言葉を入れて文章を完成させよ（図10-9）。

- 肋骨の後端は（肋骨頭）で、胸椎体と（肋骨頭関節）をつくる。
- 肋骨頭は（肋骨頚）、肋骨体に続く。
- 肋骨頚と肋骨体の移行部に（肋骨結節）があり、胸椎の横突起と（肋横突関節）をつくる。
- 肋骨体が肋骨結節の少し外側で急激に曲がる部を（肋骨角）という。
- 第1〜7肋骨は（真肋）、第8〜12肋骨は（仮肋）という。
- 第7〜10肋軟骨は連結して（肋骨弓）をつくる。
- 第11・12肋骨は（浮遊肋）という。

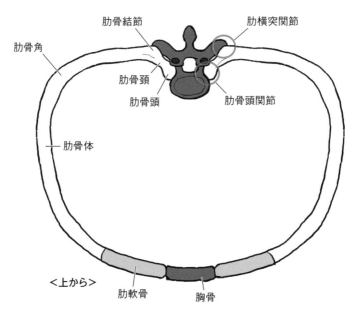

■**図10-9** 肋骨

3）胸郭

問題014：以下の空欄に言葉を入れて文章を完成させよ（図10-10）。

- 胸郭は、（胸椎）・（肋骨）・（胸骨）の骨で形成される。
- 胸郭上口は（第1胸椎）・（第1肋骨）・（胸骨柄）の上縁で形成される。
- 胸郭上口には（食道・気管・総頚動脈・鎖骨下動脈・交感神経幹・横隔神経・迷走神経）が通る。
- 胸郭下口は（横隔膜）の起始部になっている。

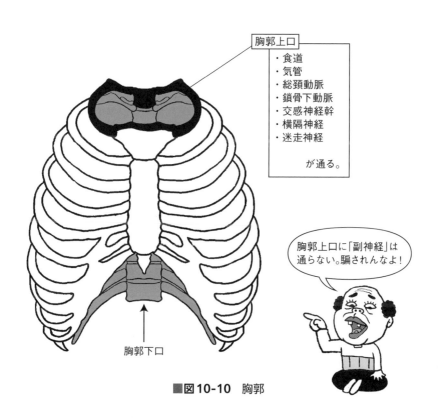

胸郭上口
- ・食道
- ・気管
- ・総頚動脈
- ・鎖骨下動脈
- ・交感神経幹
- ・横隔神経
- ・迷走神経

　　が通る。

胸郭下口

胸郭上口に「副神経」は通らない。騙されんなよ！

■図10-10　胸郭

4. 上肢

(1) 鎖骨

問題015：以下の空欄に言葉を入れて文章を完成させよ。

- 鎖骨の内側端は胸骨柄と（胸鎖関節）をつくる。
- 鎖骨の外側端は肩峰と（肩鎖関節）をつくる。

(2) 肩甲骨

問題016：以下の空欄に言葉を入れて文章を完成させよ（図10-11）。

- 肩甲骨は逆三角形の骨で、頂点は（上角）、（下角）、（外側角）で、3辺は（上縁）、（内側縁）、（外側縁）である。

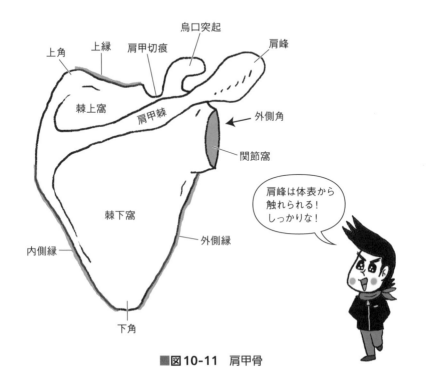

■図10-11　肩甲骨

- 肩甲骨の外側角には（関節窩）があり、上腕骨と肩関節をつくる。
- 肩甲骨の関節窩の上方からは（烏口突起）が出る。
- 肩甲骨の上縁、烏口突起の基部には（肩甲切痕）があり、（肩甲上神経）が通る。
- 肩甲骨の前面は（肩甲下窩）である。
- 肩甲骨の後面には（肩甲棘）があり、外側端は（肩峰）と呼ばれ、（体表）から触れることができる。
- 肩甲棘の上部は（棘上窩）、下部は（棘下窩）と呼ばれる。

（3）上腕骨

問題017：以下の空欄に言葉を入れて文章を完成させよ（図10-12）。

- 上腕骨の上端には（上腕骨頭）、（大結節）、（小結節）がみられる。
- 上腕骨頭は肩甲骨の関節窩と（肩関節）をつくる。
- 大結節と小結節の下方には（大結節稜）と（小結節稜）が続く。
- 大結節と小結節の間には（結節間溝）があり、（上腕二頭筋）の腱が走る。
- 上腕骨頭の基部と大結節・小結節の間のくびれを（解剖頚）という。
- 上腕骨頭・大結節・小結節と上腕骨体の間のくびれを（外科頚）という。
- 上腕骨の三角筋停止部を（三角筋粗面）という。
- 三角筋粗面の下方には橈骨神経が走る（橈骨神経溝）がある。
- 上腕骨下端には（外側上顆）と（内側上顆）がある。
- 内側上顆の後面には（尺骨神経溝）がある。
- 内側上顆と外側上顆の間には（上腕骨小頭）と（上腕骨滑車）からなる上腕骨顆があり、前腕の骨と（肘関節）をつくる。
- 上腕骨滑車の前上方には（鈎突窩）、後上方には（肘頭窩）がある。

（3）尺骨

問題018：以下の空欄に言葉を入れて文章を完成させよ（図10-12）。

- 尺骨の上端部は（肘頭）で、その前面には（滑車切痕）がある。
- 滑車切痕の下縁前方には（鉤状突起）がみられる。
- 滑車切痕の外側端から下方には（橈骨切痕）があり、橈骨と連結する。
- 鉤状突起の下方には（尺骨粗面）があり、上腕筋が付着する。
- 尺骨下端は（尺骨頭）である。
- 尺骨頭の（関節環状面）は橈骨と連結する。
- 尺骨頭の内側端には（茎状突起）が突出する。

（4）橈骨

問題019：以下の空欄に言葉を入れて文章を完成させよ（図10-12）。

- 橈骨の上端は（橈骨頭）で、その側面には（関節環状面）があり尺骨に接する。
- 橈骨の（橈骨粗面）には上腕二頭筋が付着する。
- 橈骨下端外側には（茎状突起）、内側には（尺骨切痕）がみられる。
- 橈骨下面には（手根関節面）がみられる。

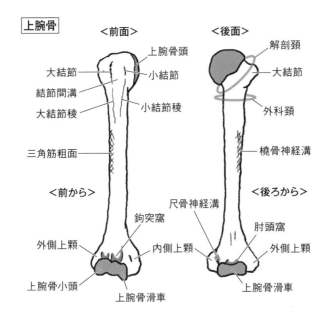

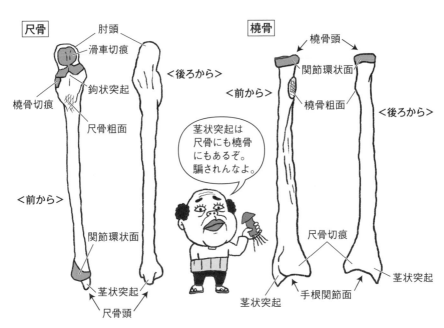

■図10-12　上腕骨・尺骨・橈骨

（5）手の骨

よく出るぜ

問題020：手の骨に関して、以下の表を完成させよ（図10-13）。

手根骨	近位列	・（舟状骨、月状骨、三角骨、豆状骨）が並ぶ。
	遠位列	・（大菱形骨、小菱形骨、有頭骨、有鉤骨）が並ぶ。
中手骨		・中手骨底は（手根中手関節（CM関節））をつくる。 ・中手骨頭は（中手指節関節（MP関節））をつくる。
指骨		・近位から（基節骨、中節骨、末節骨）と呼ばれる。 ・母指には（中節骨）がない。

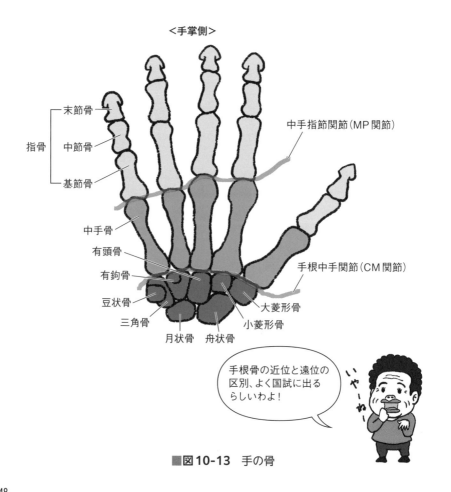

＜手掌側＞

中手指節関節（MP関節）

指骨 ｛ 末節骨 中節骨 基節骨

中手骨
有頭骨
有鉤骨
豆状骨
三角骨
月状骨 舟状骨
小菱形骨
大菱形骨

手根中手関節（CM関節）

手根骨の近位と遠位の区別、よく国試に出るらしいわよ！

いやーね

■**図10-13　手の骨**

5. 下肢

（1）寛骨

問題021：以下の空欄に言葉を入れて文章を完成させよ（図10-14）。

- 寛骨は（腸骨・坐骨・恥骨）の3骨から構成される。
- 寛骨の（寛骨臼）に大腿骨頭がはまり込み股関節を形成する。
- 寛骨臼内には三日月型の（月状面（関節面））がある。

1）腸骨

問題022：以下の空欄に言葉を入れて文章を完成させよ（図10-14）。

- 腸骨の内面中央には（腸骨窩）があり腸を受け止める。
- 腸骨窩の後方には（耳状面）があり仙骨と仙腸関節を形成する。
- 腸骨の外面には（殿筋面）があり殿筋が付着する。
- 腸骨の外側上縁は（腸骨稜）と呼ばれ、腹部と殿部を境界する。
- 腸骨稜の前端は（上前腸骨棘）と呼ばれ、その下方には（下前腸骨棘）がある。
- 腸骨稜の後端は（上後腸骨棘）と呼ばれ、その下方には（下後腸骨棘）がある。

2）坐骨

問題023：以下の空欄に言葉を入れて文章を完成させよ（図10-14）。

- （坐骨結節）は体表から触れられ、（仙結節靱帯）が付着する。
- 坐骨結節の上方には（大坐骨切痕）（腸骨）と（小坐骨切痕）がある。
- 大坐骨切痕と小坐骨切痕の間には（坐骨棘）がみられる。

3）恥骨

問題024：以下の空欄に言葉を入れて文章を完成させよ（図10-14）。

- 恥骨は坐骨とともに（閉鎖孔）を囲む。
- 恥骨の前内側端は（恥骨結合面）があり、反対側の恥骨結合面と（恥骨結合）をつくる。
- （恥骨結節）には鼠径靱帯が付着する。

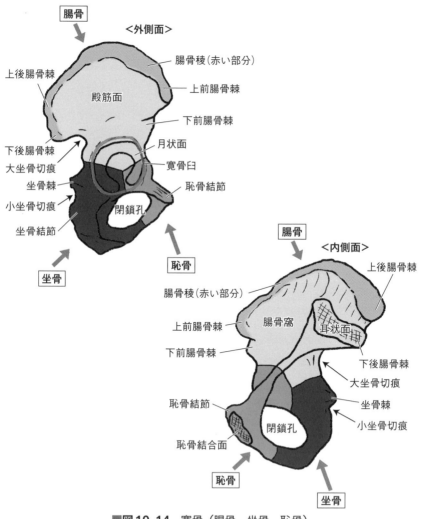

■図**10-14**　寛骨（腸骨・坐骨・恥骨）

(2) 骨盤

問題025：以下の空欄に言葉を入れて文章を完成させよ（図10-15）。

• 恥骨結合上縁、腸骨内面の（弓状線）、仙骨の岬角に終わるラインを（分界線）といい、骨盤は大骨盤と小骨盤に分けられる。

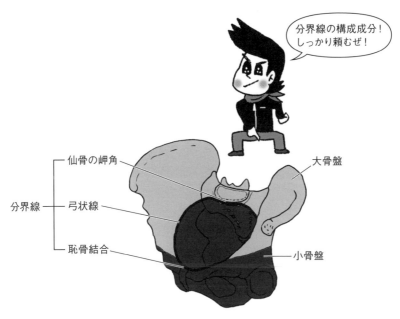

分界線の構成成分！
しっかり頼むぜ！

仙骨の岬角　　　　　　　　　　大骨盤

分界線　　弓状線

　　　　恥骨結合　　　　　　　　　小骨盤

■図10-15　骨盤

(3) 大腿骨

問題026：以下の空欄に言葉を入れて文章を完成させよ（図10-16）。

• 大腿骨の上端には（大腿骨頭）があり、その下方には（大腿骨頸）が続く。

• 大腿骨頸基部の外側上方には（大転子）、内側下方には（小転子）がみられる。

• 大転子内側面のくぼみを（転子窩）という。

• 大腿骨後面には（殿筋粗面）や、（粗線）がみられる。

• 粗線には（内側唇^{ないそくしん}）と（外側唇^{がいそくしん}）が観察できる。

• 大腿骨の下端は（内側顆）と（外側顆）になり、脛骨の上面と（膝関節）を

形成する。
- 内側顆と外側顆の側方にはそれぞれ（内側上顆）と（外側上顆）が出る。
- 大腿骨下端前面には膝蓋骨と関節をつくる（膝蓋面）がみられる。

（4）膝蓋骨

問題027：以下の空欄に言葉を入れて文章を完成させよ。
- 膝蓋骨は一種の（種子骨）である。

（5）脛骨

問題028：以下の空欄に言葉を入れて文章を完成させよ（図10-16）。
- 脛骨の上端には（内側顆）と（外側顆）がみられる。
- 内側顆と外側顆の上面中央には（顆間隆起）が突出する。
- 脛骨上部前面には（脛骨粗面）があり膝蓋靱帯が付着する。
- 脛骨の下端の内側には（内果）が突出する。
- 脛骨下面には（内果関節面）と（下関節面）があり、足根骨と距腿関節を形成する。

（6）腓骨

問題029：以下の空欄に言葉を入れて文章を完成させよ（図10-16）。
- 腓骨の上端は（腓骨頭）であり、脛骨と（脛腓関節）を形成する。
- 腓骨は（膝関節）に関与しない。
- 腓骨体は（体表）からは触れることができない。
- 腓骨の下端は（外果）となり体表から触れる。
- 外果の内側面には（外果関節面）があり、脛骨の下端とともに（距腿関節）を形成する。

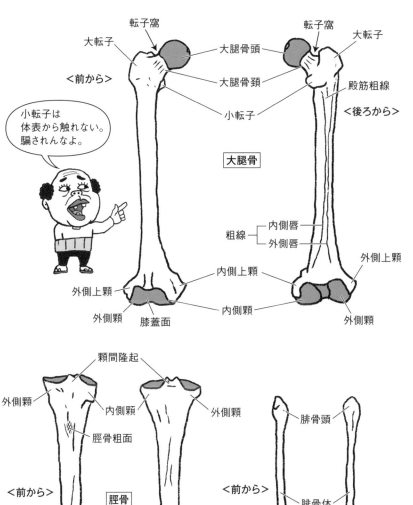

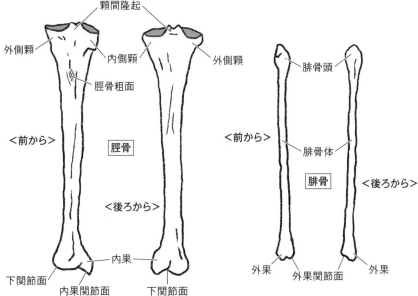

■**図10-16**　大腿骨・脛骨・腓骨

（7）膝関節

問題030：膝関節を補強する構造物に関して、以下の表を完成させよ。

膝十字靱帯	・（前十字靱帯）と（後十字靱帯）からなる。 ・膝関節が（前後）に動揺するのを防ぐ。
内・外側側副靱帯	・膝関節の（側方）を補強する。
内・外側半月	・関節の接触面を拡大し、膝関節にかかる荷重を（分散）する。
膝蓋靱帯	・（大腿四頭筋）の停止腱の一部

（8）足の骨

問題031：足の骨に関して、以下の表を完成させよ（図10-17）。

足根骨	近位列	・（距骨・踵骨）が並ぶ。 ・踵骨は足根骨中最大で、（踵骨隆起）にはアキレス腱が付着する。
	遠位列	・（舟状骨・内側楔状骨・中間楔状骨・外側楔状骨・立方骨）が並ぶ。 ・距踵舟関節と踵立方関節を合わせて（横足根関節（ショパール関節））という。
中足骨		・中足骨頭と基節骨によって（中足指節関節）をつくる。 ・遠位の足根骨と中足骨によって（足根中足関節（リスフラン関節））をつくる。
指骨		・近位から（基節骨、中節骨、末節骨）と呼ばれる。 ・母趾には（中節骨）がない。

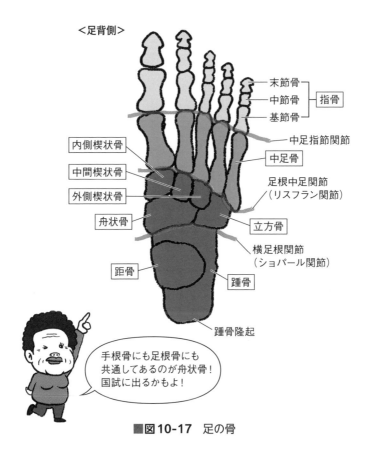

<＜足背側＞

末節骨
中節骨 ┐ 指骨
基節骨 ┘

中足指節関節

内側楔状骨
中間楔状骨
外側楔状骨

中足骨

足根中足関節
（リスフラン関節）

舟状骨

立方骨

横足根関節
（ショパール関節）

距骨

踵骨

踵骨隆起

手根骨にも足根骨にも
共通してあるのが舟状骨！
国試に出るかもよ！

■図10-17　足の骨

（9）足関節（距腿関節）

問題032：足関節を補強する靭帯に関して、以下の表を完成させよ。

外側靭帯	（前距腓靭帯・後距腓靭帯・踵腓靭帯）
内側靭帯	（三角靭帯）

6. 頭蓋骨

（1）頭蓋骨の構成

問題033：以下の空欄に言葉を入れて文章を完成させよ。

- 頭蓋は（15）種、（23）個の骨で形成される。
- 頭蓋骨は上方で頭蓋腔を形成する（脳頭蓋（神経頭蓋））と、下方の（顔面頭蓋（内臓頭蓋））に分けられる。

1）脳頭蓋

問題034：以下の空欄に言葉を入れて文章を完成させよ。

- 頭蓋腔は（前頭骨）、（後頭骨）、（篩骨）、（蝶形骨）、1対の（頭頂骨）と（側頭骨）、6種8個の骨が関与し、脳を収納する。
- 頭蓋腔の屋根にあたる部を（頭蓋冠）、床にあたる部を（頭蓋底）という。
- （内頭蓋底）は頭蓋腔を内面から見たもので、（外頭蓋底）は下顎骨、舌骨を除き頭蓋を下面から見たものである。

①頭蓋冠

問題035：以下の空欄に言葉を入れて文章を完成させよ（図10-18）。

- 新生児の頭蓋冠には（大泉門・小泉門・前側頭泉門・後側頭泉門）という4つの泉門がある。
- 小泉門は生後（3か月）、大泉門は生後（2年）で閉鎖する。

問題036：頭蓋冠の縫合に関して、以下の表を完成させよ（図10-18）。

冠状縫合	（前頭骨）と左右の（頭頂骨）で形成される。
矢状縫合	左右の（頭頂骨）で形成される。
ラムダ縫合	左右の（頭頂骨）と（後頭骨）で形成される。
鱗状縫合	（頭頂骨）の外側縁と（側頭骨）の上部で形成される。

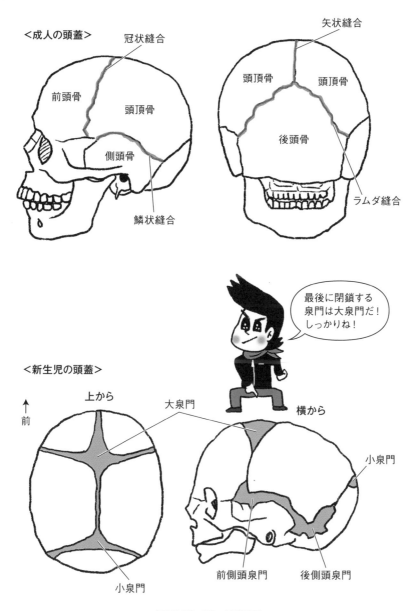

<成人の頭蓋>

冠状縫合
矢状縫合
前頭骨
頭頂骨
頭頂骨
頭頂骨
側頭骨
後頭骨
鱗状縫合
ラムダ縫合

最後に閉鎖する
泉門は大泉門だ！
しっかりね！

<新生児の頭蓋>

↑前

上から
大泉門
横から

小泉門

小泉門
前側頭泉門
後側頭泉門

■図10-18　頭蓋冠

②頭蓋底

問題037：内頭蓋底に関して、以下の表を完成させよ（図10-19）。

内頭蓋底の区分	構成する骨	特　　徴
前頭蓋窩	前頭骨 篩骨 蝶形骨	• 中心に篩骨の（篩板）がある。 • 蝶形骨の（小翼）が前頭蓋窩の後縁をなす。
中頭蓋窩	蝶形骨 側頭骨	• 中央に（トルコ鞍）がある。 • トルコ鞍の中央部は（下垂体窩）で下垂体が収まる。 • 蝶形骨の（大翼）は中頭蓋窩の主体をなす。 • （視神経管）、（上眼窩裂）、（正円孔）、（卵円孔）、（棘孔）、（頸動脈管）がある。
後頭蓋窩	後頭骨 蝶形骨 側頭骨	• 側頭骨の（錐体）によって中頭蓋窩と境される。 • 蝶形骨体と後頭骨が結合した（斜台）がある。 • （大後頭孔）、（内耳孔）、（頸静脈孔）、（舌下神経管）がある。

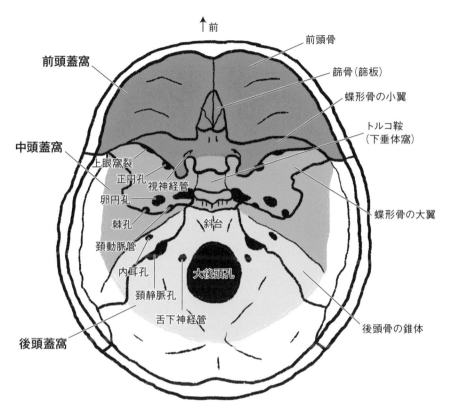

■図10-19　内頭蓋底

どの頭蓋窩に
どの孔があるのか
覚えた方がいいらしいわよ。

2) 顔面頭蓋

問題038：以下の空欄に言葉を入れて文章を完成させよ。

- 顔面頭蓋は1対の（上顎骨）、（頬骨）、（涙骨）、（鼻骨）、（下鼻甲介）、（口蓋骨）、無対の（鋤骨）、（下顎骨）、（舌骨）、9種15個の骨が関与する。

①眼窩

問題039：以下の空欄に言葉を入れて文章を完成させよ（図10-20）。

- 眼窩は（前頭骨、頬骨、篩骨、涙骨、上顎骨、口蓋骨、蝶形骨）の7個の骨で構成される。
- 眼窩には（視神経管）、（上眼窩裂）、下眼窩裂、前頭切痕、眼窩上孔、眼窩下孔などがみられる。

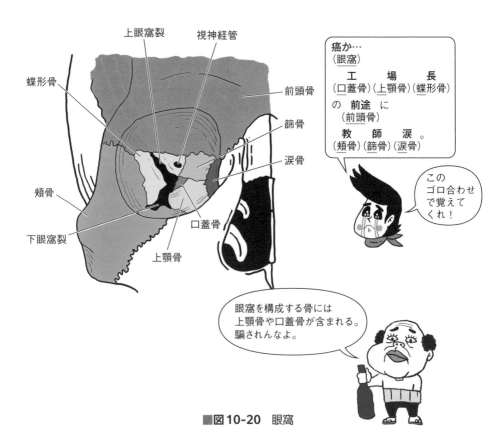

■図10-20　眼窩

160

②鼻腔・副鼻腔

問題040：以下の空欄に言葉を入れて文章を完成させよ。

- 鼻腔の構成には（前頭骨、鼻骨、篩骨、蝶形骨、上顎骨、下鼻甲介、鋤骨、口蓋骨）の8個の骨が関与する。

問題041：副鼻腔に関して、以下の表を完成させよ。

前頭洞	（中鼻道）へ開口する。
蝶形骨洞	（鼻腔の後上方)へ開口する。
上顎洞	（中鼻道）へ開口する。
篩骨洞	（中鼻道）と（上鼻道）に開口する。

よく
出るぜ

③口腔

問題042：以下の空欄に言葉を入れて文章を完成させよ。

- 口腔の上壁を（口蓋）といい、上顎骨と口蓋骨で構成される。
- 口腔の底部を（口腔底）という。
- 下顎の（オトガイ孔）には下顎神経が通る。

(2) 脳頭蓋を構成する骨

問題043：脳頭蓋を構成する骨に関して、以下の表を完成させよ（図10-21）。

前頭骨	• （前頭切痕）と（眼窩上孔）がみられる。		
頭頂骨	• 頭蓋腔の屋根をなす。		
後頭骨	• （外後頭隆起）があり、体表から触れる。 • 蝶形骨と結合した（斜台）がある。 • 斜台の後方に（大後頭孔）が開く。 • （頸静脈孔）があり内頸静脈、舌咽神経、迷走神経、副神経を通す。 • （舌下神経管）があり舌下神経を通す。		
側頭骨	鱗部 <small>りん ぶ</small>	• 鱗部には（頰骨突起）があり、頰骨弓の後半部をなす。 • 頰骨突起の基部下面には（下顎窩）がある。	
	鼓室部 <small>こ しつ ぶ</small>	• 鼓室部は外耳道と鼓室の底をなす。	
	岩様部※ <small>がんようぶ</small>	錐体部	• （内耳孔）が開き、（内耳）を収める。 • 内耳孔は顔面神経、内耳神経を通す。 • （頸動脈管）があり内頸動脈を通す。
		乳突部	• 下端に（乳様突起）が形成される。
蝶形骨	• 蝶形骨の中央部は（蝶形骨体）で、その上面に（トルコ鞍）がある。 • 蝶形骨体の両脇から小翼と大翼が伸びる。 • （視神経管）は視神経を通す。 • （上眼窩裂）は動眼神経、滑車神経、外転神経、三叉神経第1枝（眼神経）を通す。 • （正円孔）は三叉神経第2枝（上顎神経）を通す。 • （卵円孔）は三叉神経第3枝（下顎神経）を通す。 • （棘孔）は中硬膜動脈を通す。 • 蝶形骨下方には（翼状突起）が伸び、その基部に（翼突管）が開く。		
篩骨	• 篩骨には（篩板）、篩骨迷路、鶏冠、垂直板などがみられる。 • 篩板は（嗅神経）を通す。		

※岩様部の下面から（茎状突起）が伸びる。

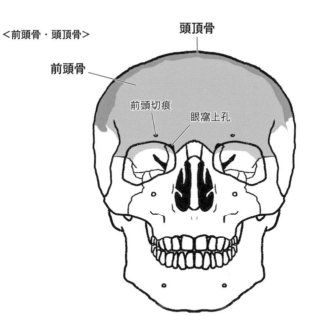

＜前頭骨・頭頂骨＞

頭頂骨

前頭骨

前頭切痕　　眼窩上孔

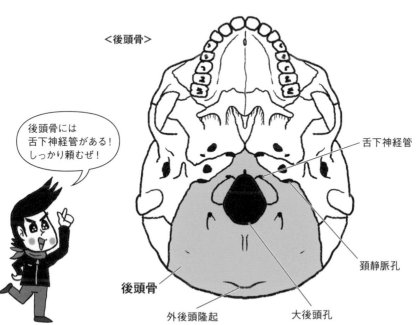

＜後頭骨＞

後頭骨には
舌下神経管がある！
しっかり頼むぜ！

舌下神経管

頚静脈孔

後頭骨

外後頭隆起　　大後頭孔

■図10-21　脳頭蓋を構成する骨

163

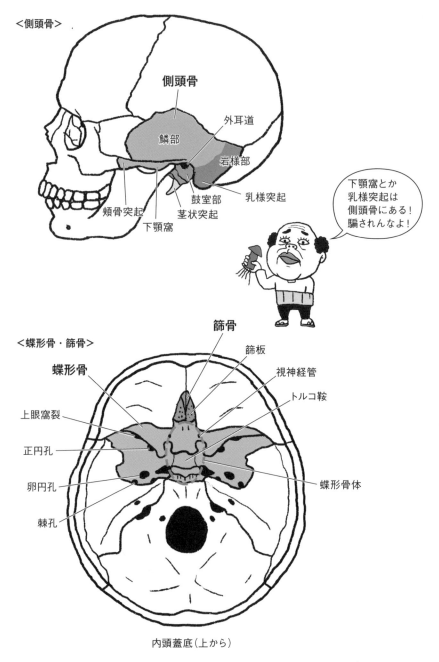

内頭蓋底(上から)

■図10-21 脳頭蓋を構成する骨（つづき）

（3）顔面頭蓋を構成する骨

問題044：顔面頭蓋を構成する骨に関して、以下の表を完成させよ（図10-22）。

鼻骨	• 鼻の付け根に位置する。左右1対ある。	
涙骨	• 眼窩の内壁をなす。左右1対ある。	
頬骨	• （頬骨弓）の前方部をなす。左右1対ある。	
上顎骨	• （眼窩下孔）が開く。 • （前頭突起・頬骨突起・歯槽突起・口蓋突起）の4つの突起がある。 • （骨口蓋）の主体をなす。 • 左右1対ある。	
口蓋骨	• （骨口蓋）の一部をなす。左右1対ある。	
下鼻甲介	• 鼻腔の外側壁に付着する。左右1対ある。	
鋤骨	• （鼻中隔）の下部をつくる。	
下顎骨	下顎体	• 下顎体の上縁は（歯槽部）である。 • 下顎体の前端は（オトガイ）である。 • オトガイの両脇には（オトガイ孔）が開く。
	下顎枝	• （関節突起）先端の下顎頭は、側頭骨の下顎窩と（顎関節）をつくる。 • 顎関節内には（関節円板）がある。 • （筋突起）は咀嚼筋の付着部となる。 • 下顎枝の内面には下顎孔が開き、（下顎管）、オトガイ孔へと続く。
舌骨	• 体表からは、甲状軟骨の上縁から（1横指上方）に触れる。	

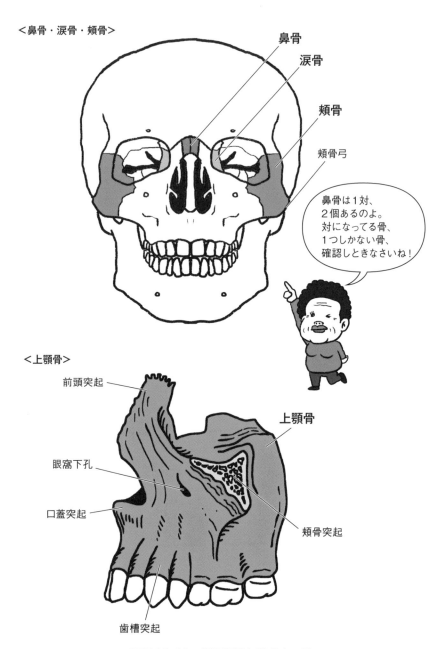

<＜鼻骨・涙骨・頬骨＞>

鼻骨
涙骨
頬骨
頬骨弓

鼻骨は1対、
2個あるのよ。
対になってる骨、
1つしかない骨、
確認しときなさいね！

＜上顎骨＞

前頭突起
眼窩下孔
口蓋突起
上顎骨
頬骨突起
歯槽突起

■図10-22　顔面頭蓋を構成する骨

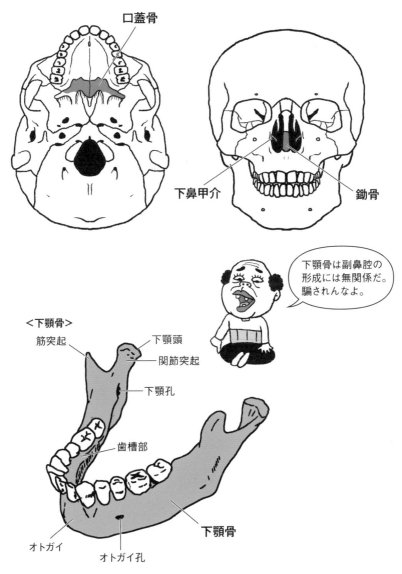

＜口蓋骨・下鼻甲介・鋤骨＞

口蓋骨

下鼻甲介　　　　　　　鋤骨

下顎骨は副鼻腔の
形成には無関係だ。
騙されんなよ。

＜下顎骨＞

筋突起　　　　　下顎頭
　　　　　　　関節突起
　　　　　　　下顎孔

歯槽部

下顎骨

オトガイ

オトガイ孔

■図10-22　顔面頭蓋を構成する骨（つづき）

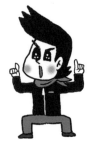

第11章
運動器系（筋）

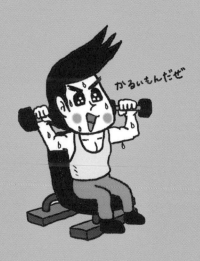

かるいもんだぜ

DERUNII
TAMASHII NO
KAIBOUGAKU!

1. 体幹の筋

(1) 胸筋

1）浅胸筋

問題001：浅胸筋に関して、以下の表を完成させよ（図11-1）。

筋	起　始	停　止	支配神経	作　用
大胸筋	（鎖骨内側1/2） （胸骨）、（肋軟骨） （腹直筋鞘）	（上腕骨大結節稜）	（内側胸筋神経） （外側胸筋神経）	（肩関節屈曲） （肩関節内転） （肩関節内旋）
小胸筋	（第2〜5肋骨）	（肩甲骨烏口突起）		肩甲骨を前・下方に引く （呼吸補助）
鎖骨下筋	（第1肋骨）	（鎖骨下面）	（鎖骨下筋神経）	鎖骨を下内方に引き、胸鎖関節の保護
前鋸筋	（第1〜8肋骨）	（肩甲骨内側縁）	（長胸神経）	（肩甲骨外転） （肩甲骨上方回旋）

2）深胸筋

問題002：深胸筋に関して、以下の表を完成させよ。

筋	起　始	停　止	支配神経	作用
外肋間筋	肋骨外面、肋骨結節（後方）から起始し、肋間隙を前下方に走り、次位の肋骨に停止する。			（吸気）
内肋間筋	肋骨溝上縁から起始し、肋間隙を後下方に走り、次位の肋骨に停止する。		（肋間神経）	
最内肋間筋	内肋間筋の内面で同じ走行を持つ筋束。			（呼気）
肋下筋	最内肋間筋の分束で、胸郭後壁の内面にある。第2〜3肋間にまたがる。			
胸横筋	胸郭前壁の内面	第2〜6肋軟骨		
肋骨挙筋	胸郭後壁の外面。各胸椎の横突起を起始とし、外下方に向かい、下位の肋骨に付着。		（脊髄神経後枝）	（吸気）

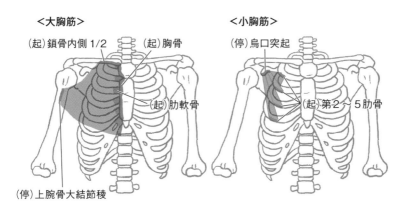

<大胸筋>

（起）鎖骨内側 1/2　　（起）胸骨

（起）肋軟骨

（停）上腕骨大結節稜

<小胸筋>

（停）烏口突起

（起）第 2 〜 5 肋骨

<鎖骨下筋>

（停）鎖骨下面

（起）第 1 肋骨

<前鋸筋>

（停）肩甲骨内側縁

（起）第 1 〜 8 肋骨

■図11-1　浅胸筋

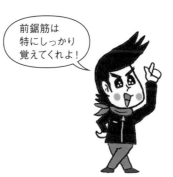

前鋸筋は
特にしっかり
覚えてくれよ！

3) 横隔膜

問題003：横隔膜に関して、以下の表を完成させよ（図11-2）。

筋	起　始	停止	支配神経	作用
横隔膜	（胸骨剣状突起） （第7～12肋骨・肋軟骨の内面） （L1～L4椎体前面） （第12肋骨先端）	（腱中心）	（横隔神経）	（吸気）

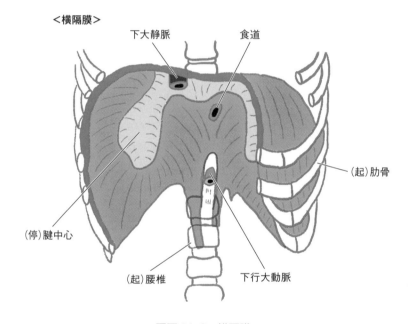

＜横隔膜＞

下大静脈　　食道

（起）肋骨

（停）腱中心

（起）腰椎　　下行大動脈

■**図11-2**　横隔膜

（2）腹筋

1）前腹筋

問題004：前腹筋に関して、以下の表を完成させよ。

筋	起　始	停　止	支配神経	作　用
腹直筋	（恥骨） （恥骨結合）	（胸骨剣状突起前面） （第5～7肋軟骨前面）	（肋間神経）	（体幹前屈）
錐体筋	（恥骨）	（白線）	（肋下神経） 腸骨下腹神経	白線を緊張させ、腹直筋を補助する

2）側腹筋

問題005：側腹筋に関して、以下の表を完成させよ。

筋	起　始	停　止	支配神経	作　用
外腹斜筋	（第5～12肋骨外面）	（腸骨稜） （鼠径靭帯） （腹直筋鞘）	（肋間神経） 腸骨下腹神経	（体幹前屈） （体幹側屈） （反対側へ回旋）
内腹斜筋	（胸腰筋膜） （腸骨稜） （鼠径靭帯）	（第10～12肋骨下縁） （腹直筋鞘）		（体幹前屈） （体幹側屈） （同側へ回旋）
腹横筋	（第7～12肋軟骨内面） （胸腰筋膜） （腸骨稜） （鼠径靭帯）	（腹直筋鞘）		（体幹前屈） （体幹側屈） 腹腔内圧を高める

3）鼠径靱帯と鼠径管
問題006：以下の空欄に言葉を入れて文章を完成させよ（図11-3）。

- 鼠径靱帯は（外腹斜筋腱膜）からなり、（上前腸骨棘）と（恥骨結節）を結ぶ。
- 鼠径管は（外腹斜筋）、（内腹斜筋）、（腹横筋）で構成されるトンネルで、鼠径靱帯の（上縁）を走行する。
- 鼠径管の入口は（深鼠径輪）で、出口は（浅鼠径輪）である。
- 鼠径管は、（精索（精管・精巣動静脈））、（子宮円索）、腸骨鼠径神経、陰部大腿神経陰部枝が通過する。

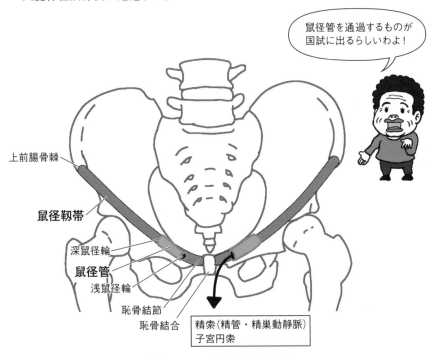

鼠径管を通過するものが国試に出るらしいわよ！

上前腸骨棘
鼠径靱帯
深鼠径輪
鼠径管
浅鼠径輪
恥骨結節
恥骨結合
精索（精管・精巣動静脈）
子宮円索

■**図11-3**　鼠径靱帯と鼠径管

4）後腹筋
問題007：後腹筋に関して、以下の表を完成させよ。

筋	起　　始	停　　止	支配神経	作　　用
腰方形筋	（腸骨稜）	（第12肋骨）	（腰神経叢）	（腰椎側屈） （腰椎後屈）

（3）背筋

1）浅背筋

問題008：浅背筋に関して、以下の表を完成させよ（図11-4）。

筋	起　　始	停　　止	支配神経	作　　用
僧帽筋	（外後頭隆起） （項靱帯） （C7～T12棘突起）	（肩甲棘・肩峰） （鎖骨外側1/3）	（副神経） C2～C4神経	（肩甲骨・鎖骨挙上） （肩甲骨内転） （肩甲骨を回旋し上腕の挙上を補助）
広背筋	（T7～L5棘突起） （仙骨棘突起） （腸骨稜） （第9～12肋骨） （肩甲骨下角）	（上腕骨小結節稜）	（胸背神経）	（肩関節内転） （肩関節内旋） （肩関節伸展）
肩甲挙筋	（C1～C4横突起）	（肩甲骨上角）	（肩甲背神経）	（肩甲骨を上内方に引く）
小菱形筋	（C6・C7棘突起）	（肩甲骨内側縁上部）		
大菱形筋	（T1～T4棘突起）	（肩甲骨内側縁）		

2）深背筋

①棘肋筋

問題009：棘肋筋に関して、以下の表を完成させよ。

筋	起　　始	停　　止	支配神経	作　　用
上後鋸筋	（C5～T2棘突起） （項靱帯）	（第2～5肋骨）	（肋間神経）	（吸息補助）
下後鋸筋	（T10～L2棘突起）	（第9～12肋骨）		（呼息補助）

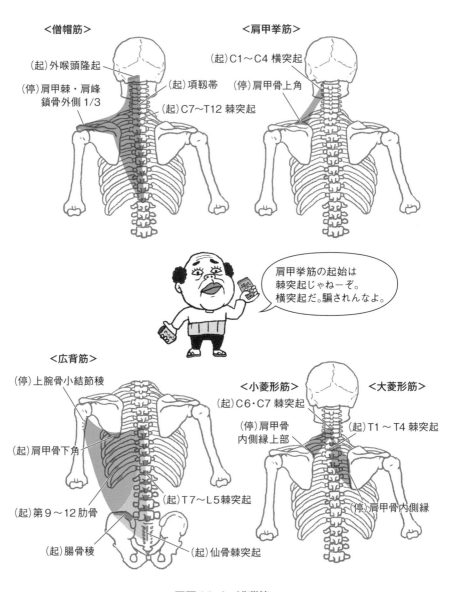

<僧帽筋>

（起）外喉頭隆起

（停）肩甲棘・肩峰
鎖骨外側 1/3

（起）項靱帯

（起）C7〜T12 棘突起

<肩甲挙筋>

（起）C1〜C4 横突起

（停）肩甲骨上角

肩甲挙筋の起始は
棘突起じゃねーぞ。
横突起だ。騙されんなよ。

<広背筋>

（停）上腕骨小結節稜

（起）肩甲骨下角

（起）第9〜12肋骨

（起）腸骨稜

（起）T7〜L5 棘突起

（起）仙骨棘突起

<小菱形筋>

（起）C6・C7 棘突起

（停）肩甲骨
内側縁上部

<大菱形筋>

（起）T1〜T4 棘突起

（停）肩甲骨内側縁

■図11-4　浅背筋

176

②固有背筋

問題010：固有背筋に関して、以下の表を完成させよ。

筋	起　始	停　止	支配神経	作　用
板状筋	C4〜C7棘突起 T1〜T5棘突起	側頭骨乳様突起 C1・C2横突起	（脊髄神経後枝）	（頭部背屈） （頭部側屈）
脊柱起立筋 （棘筋） （最長筋） （腸肋筋）	仙骨背面 腸骨稜 下部腰椎棘突起	肋骨 棘突起		（脊柱背屈） （脊柱側屈） （脊柱回旋）
横突棘筋 （半棘筋） （多裂筋） （回旋筋） ※半棘筋が もっとも長 い。	横突起から棘突起に向かう。			

2. 上肢の筋

（1）上肢帯の筋

問題011：上肢帯の筋に関して、以下の表を完成させよ（図11-5）。

筋		起　始	停　止	支配神経	作　用
三角筋		（肩峰） （肩甲棘） （鎖骨外側1/3）	（上腕骨三角筋粗面）	（腋窩神経）	（肩関節外転） （肩関節屈曲） （肩関節伸展）
回旋筋腱板	棘上筋	（肩甲骨棘上窩）	（上腕骨大結節）	（肩甲上神経）	（肩関節外転）
	棘下筋	（肩甲骨棘下窩）			（肩関節外旋）
	小円筋	（肩甲骨外側縁）		（腋窩神経）	
	肩甲下筋	（肩甲下窩）	（上腕骨小結節）	（肩甲下神経）	（肩関節内旋）
大円筋		（肩甲骨下角）	（上腕骨小結節稜）		（肩関節内旋） （肩関節内転）

（2）上腕の筋

問題012：上腕の筋に関して、以下の表を完成させよ（図11-6）。

筋	起　始	停　止	支配神経	作　用
烏口腕筋	（肩甲骨烏口突起）	（上腕骨体）		（肩関節屈曲） （肩関節内転）
上腕二頭筋	長頭： （肩甲骨関節上結節） 短頭： （肩甲骨烏口突起）	（橈骨粗面）	（筋皮神経）	（肘関節屈曲） （前腕回外）
上腕筋	（上腕骨前面の下半部）	（尺骨粗面）		（肘関節屈曲）
上腕三頭筋	長頭： （肩甲骨関節下結節） 外側頭： （上腕骨外側面） 内側頭： （上腕骨後面）	（肘頭）	（橈骨神経）	（肘関節伸展）
肘筋	（上腕骨外側上顆）	（尺骨後面上部）		

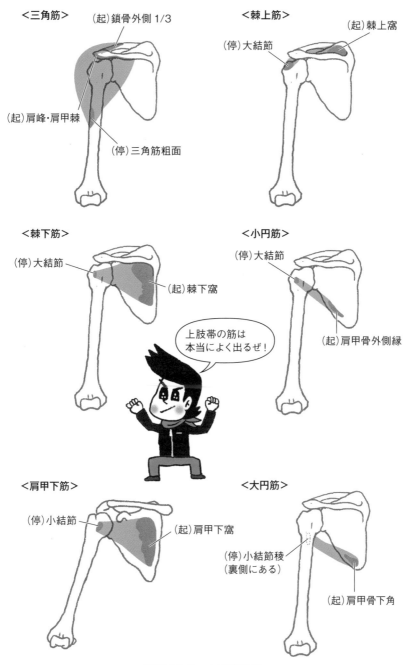

<三角筋>
（起）鎖骨外側 1/3
（起）肩峰・肩甲棘
（停）三角筋粗面

<棘上筋>
（停）大結節
（起）棘上窩

<棘下筋>
（停）大結節
（起）棘下窩

<小円筋>
（停）大結節
（起）肩甲骨外側縁

上肢帯の筋は
本当によく出るぜ！

<肩甲下筋>
（停）小結節
（起）肩甲下窩

<大円筋>
（停）小結節稜
（裏側にある）
（起）肩甲骨下角

■図11-5　上肢帯の筋

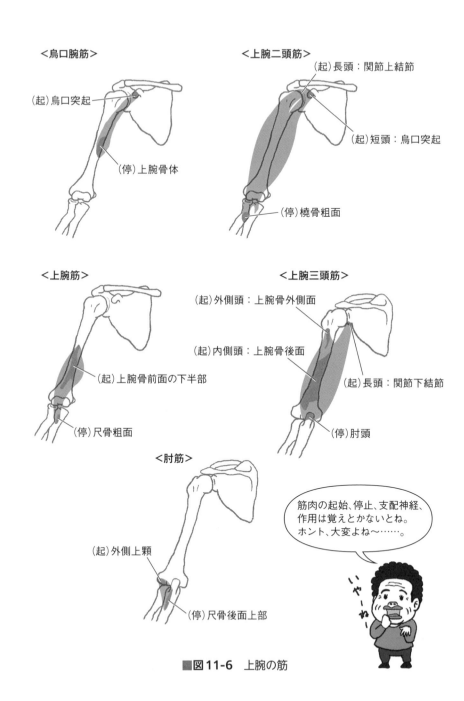

<烏口腕筋>

(起)烏口突起

(停)上腕骨体

<上腕二頭筋>

(起)長頭：関節上結節

(起)短頭：烏口突起

(停)橈骨粗面

<上腕筋>

(起)上腕骨前面の下半部

(停)尺骨粗面

<上腕三頭筋>

(起)外側頭：上腕骨外側面

(起)内側頭：上腕骨後面

(起)長頭：関節下結節

(停)肘頭

<肘筋>

(起)外側上顆

(停)尺骨後面上部

筋肉の起始、停止、支配神経、
作用は覚えとかないとね。
ホント、大変よね〜……。

いやーね

■図11-6　上腕の筋

（3）前腕の筋

1）前腕屈筋群

問題013：前腕の屈筋群に関して、以下の表を完成させよ。

筋	起　　始	停　　止	支配神経	作　　用
円回内筋	上腕頭： （上腕骨内側上顆） 尺骨頭： （尺骨鉤状突起）	（橈骨円回内筋粗面）	（正中神経）	（前腕回内） （肘関節屈曲）
橈側手根屈筋	（上腕骨内側上顆）	（第2・3中手骨底）		（手関節屈曲） （手関節外転）
長掌筋		（手掌腱膜）		（手関節屈曲）
浅指屈筋	上腕尺骨頭： （上腕骨内側上顆） （尺骨粗面） 橈骨頭： （橈骨前面上部）	（第2～5中節骨底）		（第2～5指MPJ屈曲） （第2～5指PIPJ屈曲）
尺側手根屈筋	上腕頭： （上腕骨内側上顆） 尺骨頭： （尺骨後縁上部）	（豆状骨） （第5中手骨底）	（尺骨神経）	（手関節屈曲） （手関節内転）
深指屈筋	（尺骨前面） （前腕骨間膜）	（第2～5末節骨底）	橈側： （正中神経） 尺側： （尺骨神経）	（第2～5指DIPJ屈曲）
長母指屈筋	（橈骨前面） （前腕骨間膜）	（母指末節骨底）	（正中神経）	（母指MPJ屈曲） （母指IPJ屈曲）
方形回内筋	（尺骨前面下部）	（橈骨前面下部）		（前腕回内）

2) 前腕伸筋群

問題014：前腕の伸筋群に関して、以下の表を完成させよ。

筋	起　始	停　止	支配神経	作　用
腕橈骨筋	（上腕外側縁下部）	（橈骨茎状突起）	（橈骨神経）	（肘関節屈曲）
長橈側手根伸筋		（第2中手骨底）		（手関節伸展） （手関節外転）
短橈側手根伸筋	（上腕骨外側上顆）	（第3中手骨底）		
総指伸筋		（第2～5中節骨・末節骨）		（手関節伸展） （第2～5指伸展）
小指伸筋		（第5指の指伸筋腱）		（第5指伸展）
尺側手根伸筋	（上腕骨外側上顆） （尺骨後面）	（第5中手骨底）		（手関節伸展） （手関節内転）
回外筋	（上腕骨外側上顆） （尺骨回外筋稜）	（橈骨外側面上部）		（前腕回外）
長母指外転筋	（橈骨・尺骨後面） （前腕骨間膜）	（第1中手骨底）		（母指外転）
短母指伸筋	（橈骨後面下部） （前腕骨間膜）	（母指基節骨底）		（母指MPJ伸展）
長母指伸筋	（尺骨後面） （前腕骨間膜）	（母指末節骨底）		（母指IPJ伸展）
示指伸筋	（尺骨後面下部） （前腕骨間膜）	（第2指背側腱膜）		（示指伸展）

（4）手の筋（手内筋）

1）母指球筋

問題015：母指球筋に関して、以下の表を完成させよ。

筋	起　始	停　止	支配神経	作　用
短母指外転筋	（舟状骨） （屈筋支帯）	（母指基節骨底）	（正中神経）	（母指外転）
母指対立筋	（大菱形骨） （屈筋支帯）	（第1中手骨体橈側縁）		（母指対立運動）
短母指屈筋	浅頭： （屈筋支帯） 深頭： （大・小菱形骨） （第2中手骨底）	（母指基節骨底）	浅頭： （正中神経） 深頭： （尺骨神経）	（母指MPJ屈曲）
母指内転筋	斜頭： （有頭骨） 横頭： （第3中手骨掌面）		（尺骨神経）	（母指内転）

2）小指球筋

問題016：小指球筋に関して、以下の表を完成させよ。

筋	起　始	停　止	支配神経	作　用
短掌筋	（手掌腱膜尺側縁）	（小指球の皮膚）	（尺骨神経）	（皮膚緊張）
小指外転筋	（豆状骨） （屈筋支帯）	（小指基節骨底）		（小指外転）
短小指屈筋	（有鉤骨） （屈筋支帯）			（小指MPJ屈曲）
小指対立筋		（第5中手骨尺側縁）		（小指対立運動）

3）中手筋

問題017：中手筋に関して、以下の表を完成させよ。

筋	起　　始	停　　止	支配神経	作　　用
虫様筋	（第2〜5指深指屈筋腱橈側）	（第2〜5指指背腱膜）	第1・2： （正中神経） 第3〜5： （尺骨神経）	（第2〜5指MPJ屈曲） （第2〜5指IPJの伸展補助）
掌側骨間筋	（第2中手骨尺側） （第4・5中手骨橈側）	（第2・4・5指指背腱膜）	（尺骨神経）	（第2・4・5指内転）
背側骨間筋	（第1〜5中手骨対向面）	（第2〜4指指背腱膜）		（第2・4・5指外転）

184

3. 下肢の筋

（1）下肢帯の筋

1）内寛骨筋

問題018：内寛骨筋に関して、以下の表を完成させよ。

筋		起　　始	停　　止	支配神経	作　　用
腸腰筋	腸骨筋	（腸骨窩）	（大腿骨小転子）	（大腿神経）	（股関節屈曲）（上半身前屈）
	大腰筋	（L1〜L5肋骨突起）（T12〜L4椎体・椎間円板）		（腰神経叢）	

2）外寛骨筋

問題019：外寛骨筋に関して、以下の表を完成させよ（図11-7）。

筋	起　　始	停　　止	支配神経	作　　用
大殿筋	（腸骨外面）（仙骨・尾骨後面）（仙結節靱帯）	（大腿骨殿筋粗面）（腸脛靱帯）	（下殿神経）	（股関節伸展）（股関節外転）（股関節外旋）
中殿筋	（腸骨外面）	（大腿骨大転子）		（股関節外転）（股関節内旋）
小殿筋				
大腿筋膜張筋	（上前腸骨棘）	（腸脛靱帯）	（上殿神経）	（股関節屈曲）（股関節外転）（股関節内旋）（膝関節伸展）（膝関節外旋）
梨状筋	（仙骨前面）	（大腿骨大転子）		（股関節外旋）（股関節外転）
内閉鎖筋	（閉鎖膜内面）	（大腿骨転子窩）	（仙骨神経叢）	
上双子筋	（坐骨棘）			
下双子筋	（坐骨結節）			
大腿方形筋		（大腿骨転子間稜）		（股関節外旋）

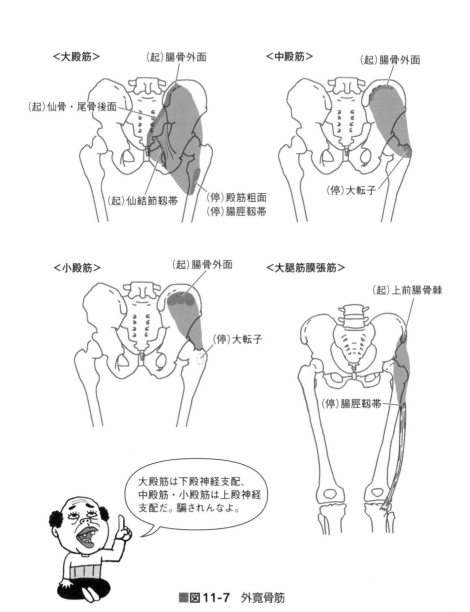

■図11-7　外寛骨筋

＜梨状筋＞

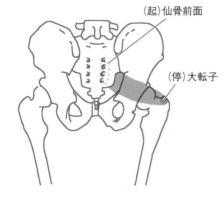

（起）仙骨前面

（停）大転子

＜内閉鎖筋＞

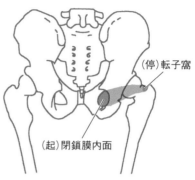

（停）転子窩

（起）閉鎖膜内面

＜大腿方形筋＞

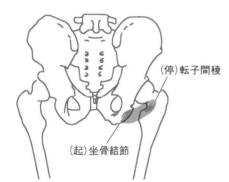

（停）転子間稜

（起）坐骨結節

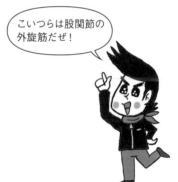

こいつらは股関節の外旋筋だぜ！

■**図11-7　外寛骨筋（つづき）**

（2）大腿の筋

1）大腿前面の筋

問題020：大腿前面の筋に関して、以下の表を完成させよ（図11-8）。

筋		起　　始	停　　止	支配神経	作　　用
縫工筋		（上前腸骨棘）	（脛骨粗面内側）	（大腿神経）	（股関節屈曲） （股関節外転） （股関節外旋） （膝関節屈曲） （膝関節内旋）
大腿四頭筋	大腿直筋	（下前腸骨棘）	（膝蓋骨・膝蓋靱帯を経て脛骨粗面に終わる）		（膝関節伸展） （股関節屈曲）
	外側広筋	（大腿骨粗線外側唇）			（膝関節伸展）
	中間広筋	（大腿骨前面）			
	内側広筋	（大腿骨粗線内側唇）			
膝関節筋		（大腿骨前面下部）	（膝関節包）		（関節包を上方に引く）

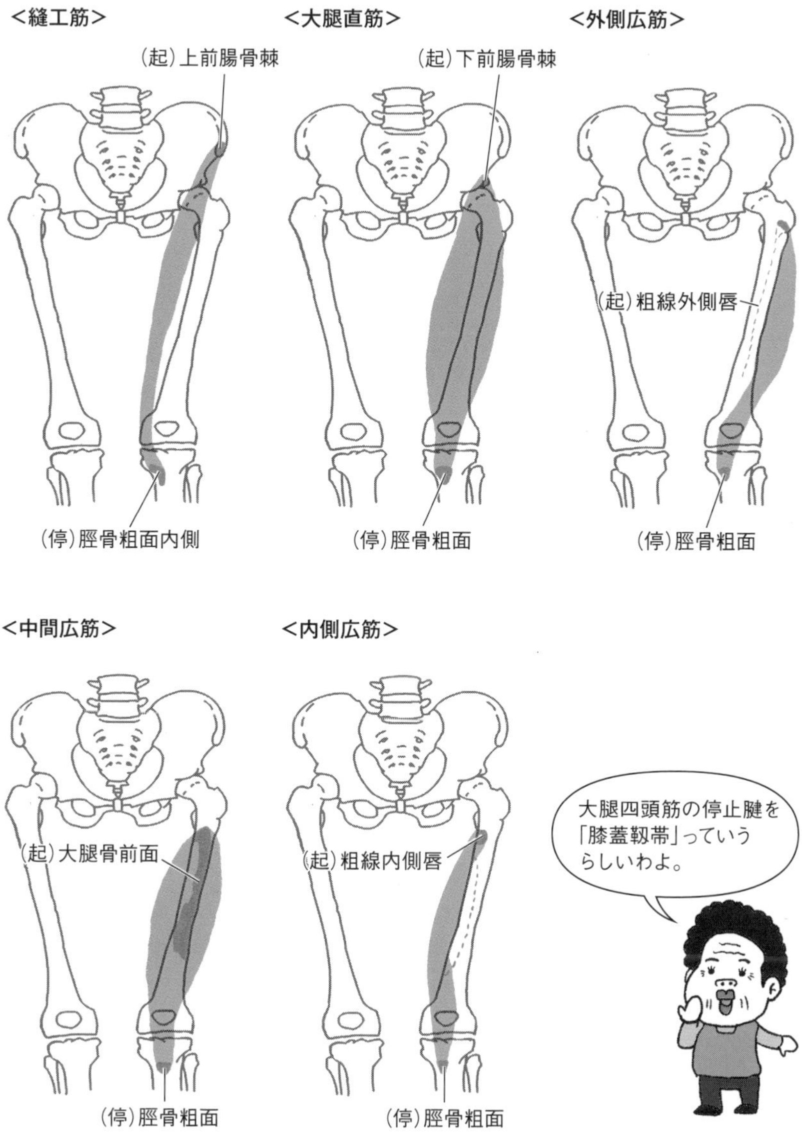

＜縫工筋＞

（起）上前腸骨棘

（停）脛骨粗面内側

＜大腿直筋＞

（起）下前腸骨棘

（停）脛骨粗面

＜外側広筋＞

（起）粗線外側唇

（停）脛骨粗面

＜中間広筋＞

（起）大腿骨前面

（停）脛骨粗面

＜内側広筋＞

（起）粗線内側唇

（停）脛骨粗面

大腿四頭筋の停止腱を「膝蓋靭帯」っていうらしいわよ。

■**図11-8** 大腿前面の筋

2）大腿内面の筋（内転筋群）

問題021：大腿内面の筋（内転筋群）に関して、以下の表を完成させよ。

筋	起　　始	停　　止	支配神経	作　　用
恥骨筋	（恥骨櫛）	（大腿骨恥骨筋線）	（大腿神経）	（股関節内転） （股関節屈曲）
長内転筋	（恥骨結節下方）	（大腿骨粗線内側唇）	（閉鎖神経）	
短内転筋	（恥骨下枝外面）			
大内転筋	（恥骨下枝） （坐骨枝） （坐骨結節）	（大腿骨粗線内側唇） （内転筋結節）	（閉鎖神経） （坐骨神経）	（股関節内転） （股関節屈曲） （股関節伸展）
薄筋	（恥骨下枝前面）	（脛骨粗面内側）	（閉鎖神経）	（股関節内転） （膝関節屈曲） （膝関節内旋）
外閉鎖筋	（閉鎖膜の外面）	（大腿骨転子窩）		（股関節外旋） （股関節内転）

3）大腿後面の筋

問題022：大腿後面の筋に関して、以下の表を完成させよ（図11-9）。

筋	起　　始	停　　止	支配神経	作　　用
大腿二頭筋	長頭： （坐骨結節） 短頭： （大腿骨粗線外側唇）	（腓骨頭）	長頭： （脛骨神経） 短頭： （総腓骨神経）	（膝関節屈曲） （膝関節外旋） （股関節伸展）
半腱様筋	（坐骨結節）	（脛骨粗面内側）	（脛骨神経）	（股関節伸展） （膝関節屈曲） （膝関節内旋）
半膜様筋		（脛骨内側顆後部）		

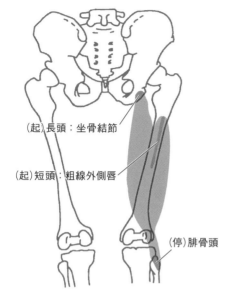

＜大腿二頭筋＞

（起）長頭：坐骨結節

（起）短頭：粗線外側唇

（停）腓骨頭

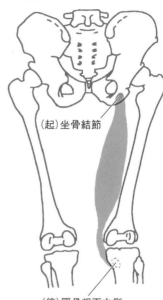

＜半腱様筋＞

（起）坐骨結節

（停）脛骨粗面内側

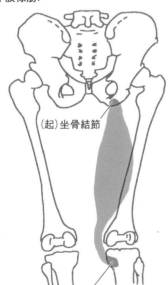

＜半膜様筋＞

（起）坐骨結節

（停）脛骨内側顆後部

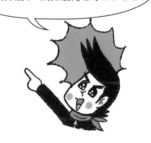

これらの筋は、股関節と膝関節、2つの関節にまたがるから、「多関節筋（二関節筋）」と呼ばれるぜ！

■図11-9　大腿後面の筋

（3）下腿の筋

1）下腿前面の筋

問題023：下腿前面の筋に関して、以下の表を完成させよ（図11-10）。

筋	起　始	停　止	支配神経	作　用
前脛骨筋	（脛骨外側面） （下腿骨間膜）	（内側楔状骨） （第1中足骨底）	（深腓骨神経）	（足関節背屈） （足関節内反）
長母趾伸筋	（腓骨内側面） （下腿骨間膜）	（母趾末節骨底）		（母趾伸展） （足関節背屈） （足関節内反）
長趾伸筋	（腓骨内側面） （脛骨外側顆） （下腿骨間膜）	（第2～5趾の趾背腱膜へ移行し、中節骨・末節骨に終わる）		（第2～5趾伸展） （足関節背屈） （足関節外反）
第三腓骨筋	（腓骨内側面） （下腿骨間膜）	（第5中足骨底）		（足関節背屈） （足関節外反）

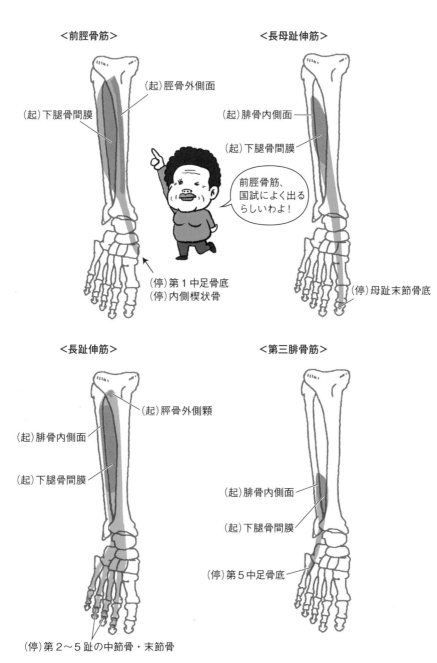

＜前脛骨筋＞

（起）脛骨外側面

（起）下腿骨間膜

前脛骨筋、国試によく出るらしいわよ！

（停）第1中足骨底
（停）内側楔状骨

＜長母趾伸筋＞

（起）腓骨内側面

（起）下腿骨間膜

（停）母趾末節骨底

＜長趾伸筋＞

（起）脛骨外側顆

（起）腓骨内側面

（起）下腿骨間膜

（停）第2～5趾の中節骨・末節骨

＜第三腓骨筋＞

（起）腓骨内側面

（起）下腿骨間膜

（停）第5中足骨底

■図11-10　下腿前面の筋

2）下腿外側面の筋

問題024：下腿外側面の筋に関して、以下の表を完成させよ（図11-11）。

筋	起　始	停　止	支配神経	作　用
長腓骨筋	（腓骨頭） （腓骨外側面上部）	（内側楔状骨） （第1中足骨底）	（浅腓骨神経）	（足関節底屈） （足関節外反）
短腓骨筋	（腓骨外側面下部）	（第5中足骨粗面）		

※長・短腓骨筋の腱は（外果の後方）を通過する。

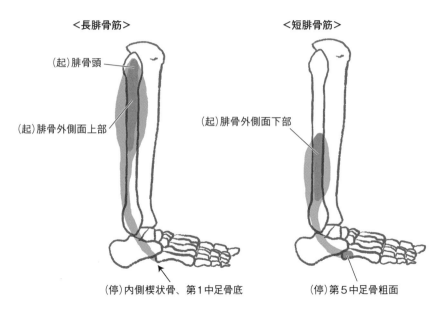

＜長腓骨筋＞

（起）腓骨頭

（起）腓骨外側面上部

（停）内側楔状骨、第1中足骨底

＜短腓骨筋＞

（起）腓骨外側面下部

（停）第5中足骨粗面

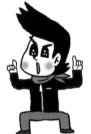

腓骨筋は「足の底屈・外反」。
前脛骨筋は「足の背屈・内反」。
お互いに拮抗する作用を
持つんだぜ！

■図11-11　下腿外側面の筋

3）下腿後面の筋

問題025：下腿後面の筋に関して、以下の表を完成させよ（図11-12）。

筋	起　始	停　止	支配神経	作　用
腓腹筋（下腿三頭筋）	内側頭：（大腿骨内側上顆）外側頭：（大腿骨外側上顆）	（アキレス腱として踵骨隆起に付着）	（脛骨神経）	（足関節底屈）（膝関節屈曲）
ヒラメ筋（下腿三頭筋）	（腓骨頭）（脛骨ヒラメ筋線）			（足関節底屈）
足底筋	（大腿骨外側上顆）	（踵骨腱の内側縁に癒合）		（腓腹筋・ヒラメ筋を補助）
膝窩筋		（脛骨後面上部）		（膝関節屈曲）（膝関節内旋）
後脛骨筋	（下腿骨間膜後面）	（舟状骨）（全楔状骨）（立方骨）（第2～4中足骨底）		（足関節底屈）（足関節内反）
長趾屈筋	（脛骨後面）	（第2～5趾末節骨底）		（第2～5趾屈曲）（足関節底屈）（足関節内反）
長母趾屈筋	（腓骨後面下部）	（母趾末節骨底）		（母趾屈曲）（足関節底屈）（足関節内反）

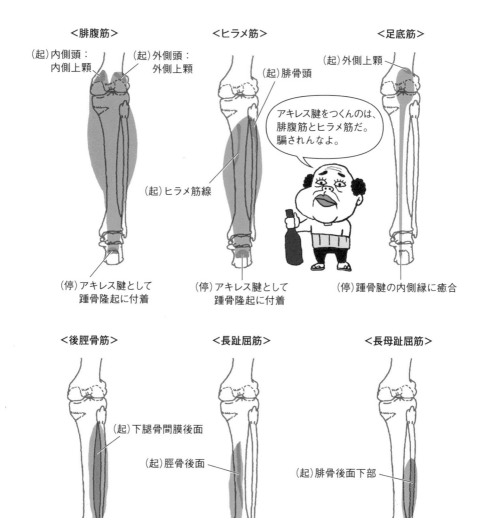

■図11-12 下腿後面の筋

（4）足の筋

1）足背筋

問題026：足背筋に関して、以下の表を完成させよ。

筋	起　始	停　止	支配神経	作　用
短母趾伸筋	（踵骨上面）	（母趾基節骨底）	（深腓骨神経）	（母趾伸展）
短趾伸筋		（第2〜4趾の長趾伸筋腱に合し、中節骨・末節骨に終わる）		（第2〜4趾伸展）

2）母趾球筋

問題027：母趾球筋に関して、以下の表を完成させよ。

筋	起　始	停　止	支配神経	作　用
母趾外転筋	（踵骨隆起）		（内側足底神経）	（母趾外転）（母趾屈曲）
短母趾屈筋	（外側楔状骨）（立方骨）	（母趾基節骨底）		（母趾中足趾節関節屈曲）
母趾内転筋	斜頭：（第2〜4中足骨底）横頭：（第3〜5中足骨頭底側の靱帯）		（外側足底神経）	（母趾内転）（母趾中足趾節関節屈曲）

3）小趾球筋

問題028：小趾球筋に関して、以下の表を完成させよ。

筋	起　始	停　止	支配神経	作　用
小趾外転筋	（踵骨隆起）	（小趾基節骨底）	（外側足底神経）	（小趾外転）（小趾屈曲）
短小趾屈筋	（第5中足骨底）（長腓骨筋腱鞘）			（小趾中足趾節関節屈曲）

4）中足筋

問題029：中足筋に関して、以下の表を完成させよ。

筋	起　始	停　止	支配神経	作　用
短趾屈筋	（踵骨隆起）	（第2〜5趾中節骨底）	（内側足底神経）	（第2〜5趾中足趾節関節屈曲）（第2〜5趾PIPJ屈曲）
足底方形筋		（長趾屈筋腱）	（外側足底神経）	長趾屈筋の斜めに向かう力を矯正し、趾の底屈を補助
虫様筋	（第2〜5趾に向かう長趾屈筋腱内側縁）	（第2〜5趾基節骨内側・趾背腱膜）	（内側足底神経）（外側足底神経）	（第2〜5趾中足趾節関節屈曲）
足底骨間筋	（第3〜5中足骨内側）	（第3〜5趾基節骨底内側）	（外側足底神経）	（足趾内転）（第3〜5趾中足趾節関節屈曲）
背側骨間筋	（第1〜5中足骨の相対する面の2頭より起こる）	（第2趾基節骨底内側）（第2〜4趾基節骨底外側）		（足趾外転）（第2〜4趾中足趾節関節屈曲）

4. 頭頚部の筋

（1）頭部の筋

1）咀嚼筋

問題030：咀嚼筋に関して、以下の表を完成させよ。

筋	起　始	停　止	支配神経	作　用
咬筋	（頬骨弓）	（下顎枝外面）	（下顎神経）	（下顎骨挙上）
側頭筋	（側頭窩）	（筋突起）		（下顎骨挙上） （下顎骨後方移動）
外側翼突筋	（蝶形骨翼状突起）	（下顎頚） （関節円板）		（下顎骨前方移動）
内側翼突筋	（蝶形骨翼突窩）	（下顎枝内面）		（下顎骨挙上） （下顎骨左右移動）

（2）頚部の筋

問題031：以下の空欄に言葉を入れて文章を完成させよ。

・舌骨上筋群には（顎二腹筋、顎舌骨筋、オトガイ舌骨筋、茎突舌骨筋）がある。

・舌骨下筋群には（胸骨舌骨筋、肩甲舌骨筋、胸骨甲状筋、甲状舌骨筋）がある。

5. 多関節筋

問題032：主な多関節筋に関して、以下の表を完成させよ。

上肢の多関節筋	（上腕二頭筋、上腕三頭筋）
下肢の多関節筋	（大腿直筋、縫工筋、薄筋、大腿筋膜張筋、大腿二頭筋（長頭）、半腱様筋、半膜様筋、腓腹筋、足底筋）

第12章
局所解剖

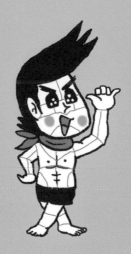

DERUNII
TAMASHII NO
KAIBOUGAKU!

1. 体幹の局所解剖

問題001：体幹の局所解剖に関して、以下の表を完成させよ（図12-1）。

体幹の局所解剖	構　成	通　過
聴診三角	（僧帽筋・広背筋・大菱形筋）	
腰三角	（広背筋・外腹斜筋・腸骨稜）	
鼠径管	（外腹斜筋・内腹斜筋・腹横筋）	（精索（精管、精巣動静脈、精巣挙筋））、（子宮円索）
脊柱起立筋	（棘筋・最長筋・腸肋筋）	

問題002：横隔膜の孔に関して、以下の表を完成させよ。

孔	高さ	通　過
大動脈裂孔	T12	（下行大動脈）（動脈周囲交感神経叢（大・小内臓神経））（奇静脈）（胸管）
食道裂孔	T10	（食道）（迷走神経）（左横隔神経）
大静脈孔	T8	（下大静脈）（右横隔神経）

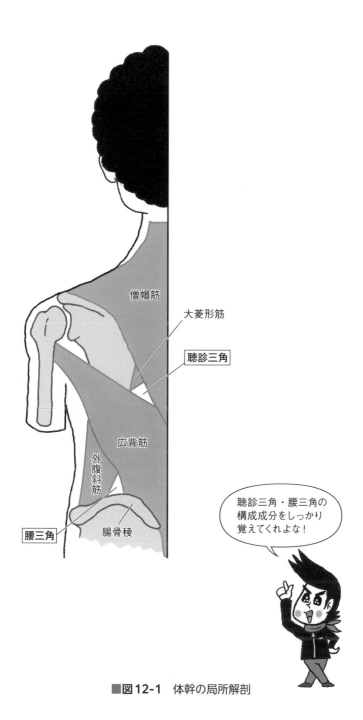

僧帽筋

大菱形筋

聴診三角

広背筋

外腹斜筋

腰三角　　腸骨稜

聴診三角・腰三角の
構成成分をしっかり
覚えてくれよな！

■図12-1　体幹の局所解剖

2. 上肢の局所解剖

問題003：上肢の局所解剖に関して、以下の表を完成させよ。

上肢の局所解剖	構　成
回旋筋腱板 （ローテタカフ）	（棘上筋・棘下筋・小円筋・肩甲下筋）
腋窩	前壁：（大胸筋・小胸筋） 内側壁：（前鋸筋） 後壁：（肩甲下筋・大円筋・広背筋） 外側壁：（烏口腕筋・上腕二頭筋短頭・上腕骨）
肘窩	上縁：（上腕骨内側上顆と外側上顆を結ぶ線） 内側縁：（円回内筋） 外側縁：（腕橈骨筋）
橈骨小窩 （嗅ぎタバコ入れ）	（長母指伸筋腱・短母指伸筋腱・長母指外転筋腱）

問題004：上肢にある管に関して、以下の表を完成させよ（図12-2）。

管	構　成	通　過
手根管	（手根骨・屈筋支帯）	（橈側手根屈筋腱・長母指屈筋腱・浅指屈筋腱・深指屈筋腱・正中神経）
ギヨン管	手根骨・豆鈎靱帯	（尺骨神経・尺骨動脈）

問題005：以下の空欄に言葉を入れて文章を完成させよ。

- 筋皮神経は（烏口腕筋）を貫く。
- 橈骨神経は（回外筋）を貫く。
- 正中神経は（円回内筋）の上腕頭と尺骨頭の間を通る。
- 正中神経と上腕動脈は（上腕二頭筋）の深層を通る。

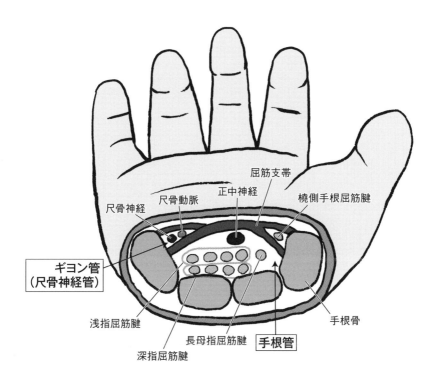

ギヨン管
（尺骨神経管）

屈筋支帯

尺骨神経　　尺骨動脈　　正中神経　　　橈側手根屈筋腱

浅指屈筋腱　　　　　　　　　　　手根骨

長母指屈筋腱　　手根管

深指屈筋腱

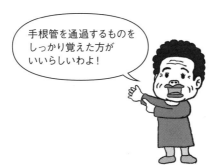

手根管を通過するものを
しっかり覚えた方が
いいらしいわよ！

■図12-2　手根管・ギヨン管

3. 下肢の局所解剖

(1) 殿部

問題006：殿部の局所解剖に関して、以下の表を完成させよ（図12-3）。

局所解剖	構　成	通　過
大坐骨孔	（大坐骨切痕・仙結節靱帯・仙棘靱帯）	
小坐骨孔	（小坐骨切痕・仙結節靱帯・仙棘靱帯）	（陰部神経・内陰部動静脈・内閉鎖筋）
梨状筋上孔		（上殿神経・上殿動静脈）
梨状筋下孔	大坐骨孔は梨状筋により、梨状筋上孔と梨状筋下孔に分けられる。	（下殿神経・坐骨神経・陰部神経・後大腿皮神経・内陰部動静脈・下殿動静脈）

(2) 大腿

問題007：大腿の局所解剖に関して、以下の表を完成させよ（図12-4）。

局所解剖	構　成	通　過
筋裂孔	鼠径靱帯と寛骨との間の間隙（外側）部	（腸腰筋・大腿神経・外側大腿皮神経）
血管裂孔	鼠径靱帯と寛骨との間の間隙（内側）部	（大腿輪（リンパ管が通る）、大腿動静脈）・陰部大腿神経大腿枝
大腿三角（スカルパ三角）	（鼠径靱帯・縫工筋・長内転筋）	（大腿動静脈、大腿神経）
内転筋管	内側広筋と内転筋群でできる谷間を縫工筋などで閉じられた管	（大腿動静脈、大腿神経皮枝(伏在神経)）
大腿四頭筋	（大腿直筋・内側広筋・中間広筋・外側広筋）	
ハムストリングス	（大腿二頭筋・半腱様筋・半膜様筋）	

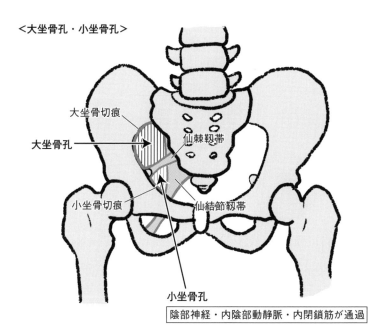

＜大坐骨孔・小坐骨孔＞

大坐骨切痕

大坐骨孔

仙棘靭帯

小坐骨切痕

仙結節靭帯

小坐骨孔

陰部神経・内陰部動静脈・内閉鎖筋が通過

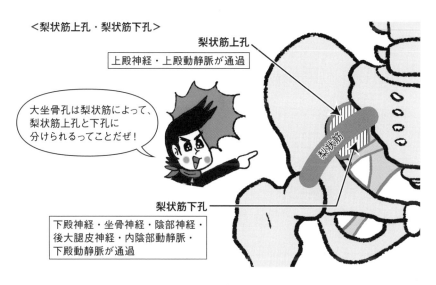

＜梨状筋上孔・梨状筋下孔＞

梨状筋上孔

上殿神経・上殿動静脈が通過

大坐骨孔は梨状筋によって、
梨状筋上孔と下孔に
分けられるってことだぜ！

梨状筋

梨状筋下孔

下殿神経・坐骨神経・陰部神経・
後大腿皮神経・内陰部動静脈・
下殿動静脈が通過

■図12-3　殿部の局所解剖

<筋裂孔・血管裂孔>

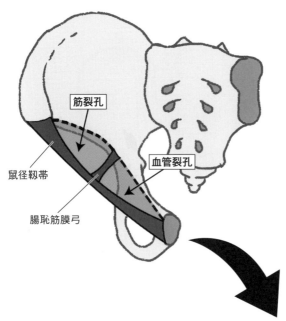

鼠径靱帯

腸恥筋膜弓

筋裂孔

血管裂孔

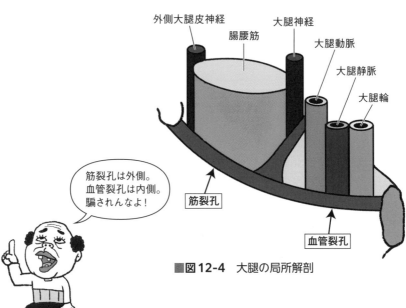

筋裂孔は外側。
血管裂孔は内側。
騙されんなよ！

外側大腿皮神経
大腿神経
腸腰筋
大腿動脈
大腿静脈
大腿輪
筋裂孔
血管裂孔

■図12-4　大腿の局所解剖

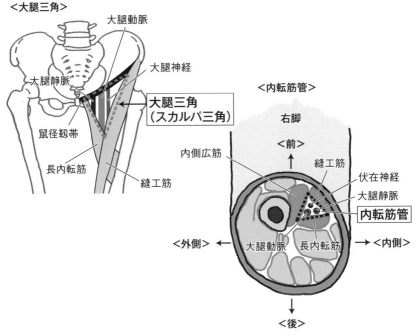

■図12-4　大腿の局所解剖（つづき）

（3）下腿

問題008：下腿の局所解剖に関して、以下の表を完成させよ（図12-5）。

局所解剖	構　　成	通　　過
膝窩	（大腿二頭筋・半腱様筋・半膜様筋・腓腹筋）	（膝窩動静脈、脛骨神経）
鵞足 <small>がそく</small>	（縫工筋・半腱様筋・薄筋）	
下腿三頭筋	（腓腹筋内側頭・腓腹筋外側頭・ヒラメ筋）	
足根管	（屈筋支帯・脛骨・踵骨・距骨）	（後脛骨筋腱、長趾屈筋腱、長母趾屈筋腱、脛骨神経、後脛骨動静脈）
上伸筋支帯		（前脛骨筋、長母趾伸筋、長趾伸筋、第三腓骨筋）

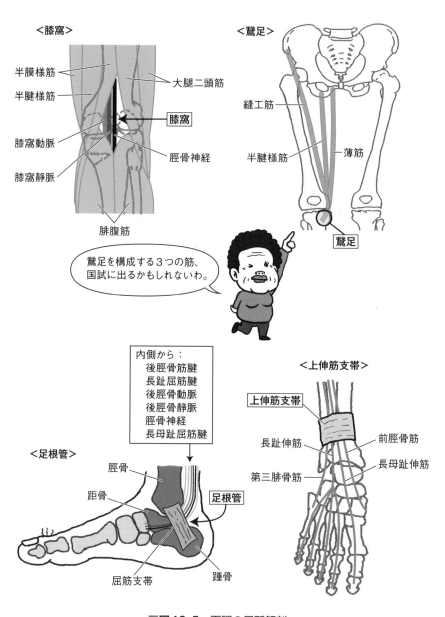

図12-5 下腿の局所解剖

4. 頚部の局所解剖

よく出るぜ

問題009：頚部の三角に関して、以下の表を完成させよ（図12-6）。

頚部の三角	構　成	通　過
顎下三角	（顎二腹筋前腹・顎二腹筋後腹・下顎骨）	（顎下腺、顎下リンパ節、顔面動静脈、舌下神経、舌神経）
オトガイ三角	（舌骨体・顎二腹筋前腹・正中線）	（オトガイ下リンパ節）
筋三角	（胸鎖乳突筋・正中線・肩甲舌骨筋）	（舌骨下筋群、浅頚リンパ節）
前頚三角	（胸鎖乳突筋前縁・正中線・下顎骨下縁）	
後頚三角	（胸鎖乳突筋後縁・鎖骨・僧帽筋）	（頚横動静脈、外頚静脈、胸管、頚リンパ節、副神経、頚神経叢の枝、腕神経叢）
頚動脈三角	（顎二腹筋後腹・肩甲舌骨筋・胸鎖乳突筋前縁）	（外・内頚動脈、内頚静脈、迷走神経）

問題010：頚部の局所解剖に関して、以下の表を完成させよ（図12-6）。

頚部の局所解剖	構　成	通　過
小鎖骨上窩	（胸鎖乳突筋鎖骨頭および胸骨頭・鎖骨）	
大鎖骨上窩	（胸鎖乳突筋・鎖骨・肩甲舌骨筋）	（腕神経叢、鎖骨下動脈）
斜角筋隙	（前斜角筋・中斜角筋・第一肋骨上縁）	（腕神経叢、鎖骨下動脈）

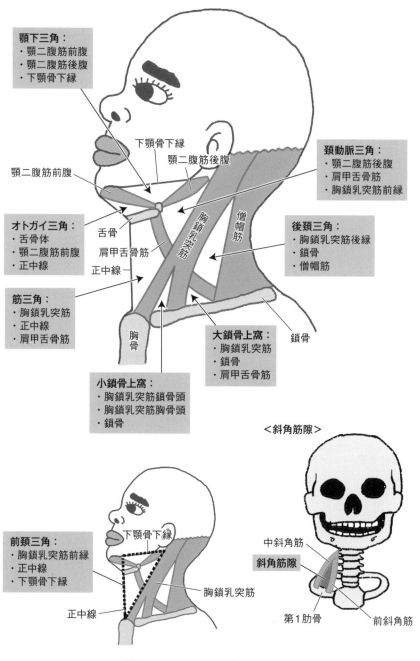

顎下三角：
・顎二腹筋前腹
・顎二腹筋後腹
・下顎骨下縁

下顎骨下縁
顎二腹筋後腹

頚動脈三角：
・顎二腹筋後腹
・肩甲舌骨筋
・胸鎖乳突筋前縁

顎二腹筋前腹

オトガイ三角：
・舌骨体
・顎二腹筋前腹
・正中線

舌骨
肩甲舌骨筋
正中線

胸鎖乳突筋
僧帽筋

後頚三角：
・胸鎖乳突筋後縁
・鎖骨
・僧帽筋

筋三角：
・胸鎖乳突筋
・正中線
・肩甲舌骨筋

胸骨

大鎖骨上窩：
・胸鎖乳突筋
・鎖骨
・肩甲舌骨筋

鎖骨

小鎖骨上窩：
・胸鎖乳突筋鎖骨頭
・胸鎖乳突筋胸骨頭
・鎖骨

＜斜角筋隙＞

前頚三角：
・胸鎖乳突筋前縁
・正中線
・下顎骨下縁

下顎骨下縁

正中線

胸鎖乳突筋

中斜角筋

斜角筋隙

第1肋骨
前斜角筋

■図12-6　頚部の三角・局所解剖

212

5. 動脈拍動部

問題011：主な動脈拍動部に関して、以下の表を完成させよ。

動　脈	拍　動　部
腋窩動脈	（腋窩中央）
上腕動脈	（内側二頭筋溝）から（肘窩）まで
橈骨動脈	（橈側手根屈筋の外側）
尺骨動脈	（尺側手根屈筋腱の橈側）
大腿動脈	（鼠径靱帯の中央部）
足背動脈	（長母趾伸筋腱と長趾伸筋腱の間）
後脛骨動脈	（内果の後方部）
総頚動脈	（頚動脈三角の外側部）
顔面動脈	（下顎骨下縁）
後頭動脈	（上項線付近）
浅側頭動脈	（外耳孔の前方）

【参考文献】

東洋療法学校協会『解剖学』(医歯薬出版株式会社)

全国柔道整復学校協会『解剖学』(医歯薬出版株式会社)

明治東洋医学学院編集委員会『国家試験過去問題集　徹底攻略　はり師きゅう師用』(医道の日本社)

明治東洋医学学院編集委員会『国家試験過去問題集　徹底攻略　あん摩マッサージ指圧師用』(医道の日本社)

明治東洋医学学院編集委員会『国家試験過去問題集　徹底攻略　柔道整復師用』(医道の日本社)

坂井建雄・河原克雅著『カラー図解　人体の正常構造と機能』(日本医事新報社)

坂井建雄・松村讓兒監訳『プロメテウス　解剖学アトラス』(医学書院)

相磯貞和訳『ネッター解剖学アトラス　原著4版』(南江堂)

松村讓兒著『イラスト解剖学』(中外医学社)

原田晃著『マッスルインパクト』(医道の日本社)

原田晃著『ボーンインパクト』(医道の日本社)

原田晃著『血管インパクト』(医道の日本社)

原田晃著『神経インパクト』(医道の日本社)

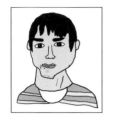

原田　晃（はらだ・あきら）

鍼灸師。筑波大学大学院人間総合科学研究科修了。伝統工芸品の営業、昆虫の研究などの職業を経て、中央医療学園専門学校鍼灸学科に入学。卒業後、東京衛生学園専門学校臨床教育専攻科に進む。その後、お茶の水はりきゅう専門学校に専任教員として着任。現在は同校の副校長を務める。主な著書に『マッスルインパクト』『経穴インパクト』『生理学インパクト』などイラストで楽しく学ぶ「インパクト」シリーズ参考書（医道の日本社）がある。

イラスト：原田　晃
編集協力：大崎　正枝
カバーデザイン：掛川　竜
著者似顔絵：キヨシロウ

よく出るぜ！　ここがポイント

でる兄　魂の解剖学！
あん摩マッサージ指圧師、はり師・きゅう師、柔道整復師　国家試験対策問題集

2023年8月25日　　第1版第1刷発行

著　者　原田　晃
発行者　戸部　慎一郎
発行所　株式会社 医道の日本社
　　　　〒237-0068　神奈川県横須賀市追浜本町1-105
　　　　電話 (046)865-2161　　FAX (046)865-2707
　　　　https://www.idononippon.com/
　　　　ISBN978-4-7529-1423-5 C3047

印　刷　シナノ印刷株式会社　落丁・乱丁はお取り替えいたします
2023 © IDO-NO-NIPPON-SHA, Inc.